Taceant colloquia. Effugiat risus.
Hic locus est ubi mors gaudet succurrere vitae.

(Schweigen sollen die Gespräche, entfliehen soll das Lachen.
Hier ist der Ort, wo der Tod sich freut, dem Leben zur Hilfe zu eilen.)

Giovanni Battista Morgagni
(1682–1771)

Roland Sedivy

AUTOPSIE LEITFADEN

Grundlagen der Totenbeschau und Obduktion

unter Mitarbeit von
Marlene Leoni

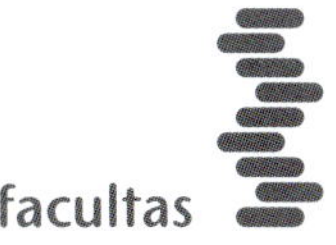

facultas

Wegen stilistischer Klarheit und leichterer Lesbarkeit wurde im Text auf die sprachliche Verwendung weiblicher Formen verzichtet. Die Verwendung der männlichen Form gilt inhaltlich für alle Geschlechter gleichermaßen.

Bibliografische Information der Deutschen Nationalbibliothek
Die Deutsche Nationalbibliothek verzeichnet diese Publikation in der Deutschen Nationalbibliografie; detaillierte bibliografische Daten sind im Internet über http://dnb.d-nb.de abrufbar.

Umschlagbild: © Pablo_K – istockphoto.com
Quellenverzeichnis:
S. 28, 30, 31, 53: © R. Sedivy/R. Biermayer
S. 99: © Pathologisch-Anatomische Sammlung des NHM Wien im Narrenturm
S. 101, 104, 150–158: © M. Leoni
Umschlaggestaltung: Facultas Verlags- und Buchhandels AG, Marcus Balogh
Lektorat: Stefan Preihs, Wien
Typografie und Satz: Florian Spielauer, Wien
Druck: Finidr, Tschechien
ISBN 978-3-7089-1885-3

Auch als ebook erhältlich: ISBN 978-3-99030-894-3 (epub)

Vorwort

Erst durch die Obduktion tritt die Krankheit vom Dunkel des Lebens in das Licht des Todes.

Michel Foucault, Die Geburt der Klinik 1963

Es ist nun 21 Jahre her, dass das kleine Büchlein „Klinisch-Pathologisches Praktikum" erstmals erschienen ist. Seither hat sich nicht nur in den rechtlichen Belangen einiges geändert. Neue Aspekte wie die Virtopsie oder ein anderes Herangehen an die Hinterbliebenen sind hinzugekommen. Daher war eine Überarbeitung schon überfällig. Nicht geändert hat sich, dass die Obduktionszahlen stetig sinken, dennoch gibt es nach wie vor den Wunsch nach einer praktischen Anleitung, wie eine Obduktion konkret durchgeführt wird. So habe ich das Thema neu aufgegriffen, überarbeitet und ergänzt. Da heute vielfach keine pathologisch-anatomischen Praktika mehr durchgeführt werden, war es mir ein Anliegen, aus der alleinigen technischen Beschreibung eine Übersicht des Ganzen zu geben. Der „Autopsie-Leitfaden" soll helfen, einen Überblick zur Autopsie und Totenbeschau zu geben, indem sich dieser Faden vom Sterbeprozess bis zur Betreuung der Hinterbliebenen spannt. Gesetzliche Rahmenbedingungen und rechtliche Problemfelder sowie der technische Ablauf, aber auch Menschliches wie die Bedürfnisse der verschiedenen Religionsgemeinschaften sollten nun in einem solchen Buch Platz bekommen.

Danke möchte ich an dieser Stelle jenen Menschen sagen, die mich unmittelbar unterstützt haben. Rebekka Gabi, die Frau an meiner Seite, hat neben ihrer liebenswerten menschlichen Unterstützung ihre Erfahrungen vonseiten der technischen Assistenten in der Prosektur eingebracht. Frau Dr. Marlene Leoni hat einerseits den Anstoß zur Überarbeitung gegeben und andererseits mit viel Esprit ihre fachlichen Erfahrungen aus der Prosektur und dem Hörsaal einfließen lassen. Mein Dank gilt auch Herrn Prof. Gerald Höfler, Vorstand der Grazer Universitätspathologie, und insbesondere Herrn Prof. Walter Rabl, Präsident der Österreichischen Gesellschaft für Gerichtsmedizin, die freundlicherweise bereit waren, Geleitworte zu verfassen. Zuletzt möchte ich meinen Dank an Frau Dr. Neulinger vom Facultas Universitätsverlag ausdrücken, die mit Humor und Verständnis das Werden werden hat lassen.

Wien, im August 2019 — Univ. Prof. Dr. Roland Sedivy, MLS

Geleitworte

Die Obduktion übt seit langer Zeit eine Faszination aus. Berühmt sind in der Kunstgeschichte die Obduktionen, die Michelangelo und Leonardo da Vinci selbst durchgeführt haben. Ihnen ging es in erster Linie um die korrekte Darstellung des menschlichen Körpers. Neben dem Skelettsystem und der Muskulatur interessierte sich Michelangelo besonders auch für die Gefäß- und Nervenstränge, auch wenn ihm deren Bedeutung noch nicht ganz klar war.

Obduktionen stehen in engem Zusammenhang mit der Entwicklung der Pathologie, die mit Morgagni verbunden ist. Seine Veröffentlichung *De sedibus et causis morborum per anatomen indagatis* basiert maßgeblich auf mehr als 700 Obduktionen, die er selbst durchgeführt hatte. Durch dieses Werk findet eine Abkehr von der „Säftelehre" der Antike als Ursache der Erkrankungen statt.

Die Obduktion löst aber auch oft ein gewisses Unbehagen in der Bevölkerung aus, wobei Unklarheiten betreffend Beweggründen und Indikationen für eine Leichenöffnung bestehen. Aus diesem Grund wird im vorliegenden Buch ausführlich auf die verschiedenen Formen der Obduktion (Spitalsobduktion, sanitätspolizeiliche und gerichtsmedizinische Obduktion) eingegangen, des Weiteren werden auch ethische und religiöse Fragestellungen beleuchtet.

In der modernen Pathologie haben Obduktionen nach wie vor einen bedeutenden Stellenwert in verschiedener Hinsicht. Durch eine sorgfältig durchgeführte Leichenöffnung werden oftmals zu Lebzeiten nicht oder nur ungenügend erkannte Erkrankungen entdeckt. In der Ausbildung von Medizinern können die komplexen Zusammenhänge von Erkrankungen eindrucksvoll auf eine morphologische Basis zurückgeführt werden. Zahlreiche wissenschaftliche Fragestellungen wie die Heterogenität einer metastasierenden Tumorerkrankung können nur im Rahmen einer Obduktion untersucht werden.

Den Studierenden der Medizin kann ich dieses Buch zur Vorbereitung auf die Sezierübungen sowie als Nachschlagewerk uneingeschränkt empfehlen. Auch für in Ausbildung stehende gleich wie erfahrene klinisch tätige Pathologen stellt dieses Werk einen ausführlichen und in dieser Form einzigartigen Leitfaden dar, der in der Praxis einen hohen Stellenwert erlangen wird.

Graz, im August 2019

Univ.-Prof. Dr. Gerald Höfler
Vorstand Institut für Pathologie Universität Graz und
Past-Präsident der Österreichischen Gesellschaft für Pathologie

Der vorliegende Leitfaden beschäftigt sich in vielfältiger Form mit medizinischen, rechtlichen, ethischen und nicht zuletzt auch technischen Aspekten der Obduktion. Die Obduktion/Autopsie ist anerkanntermaßen die medizinische Diagnostik mit der bei Weitem höchsten Effizienz. Trotzdem ist die Obduktionsquote in Österreich – obwohl die gesetzlichen Grundlagen der Bedeutung der Obduktion entgegenkommen würden – seit Jahrzehnten im Sinken begriffen. Dies hängt zum Teil auch damit zusammen, dass sich die zuständigen behandelnden Ärzte über die rechtlichen Grundlagen und Möglichkeiten einer Obduktionsanordnung nicht im Klaren sind. Das vorliegende Werk zeigt in ausführlicher Weise die gesetzlichen Grundlagen der verschiedenen Obduktionsanordnungen auf, erklärt die Kompetenzen, Stärken, Unterschiede und Kontaktpunkte der medizinischen Sonderfächer Pathologie und Gerichtliche Medizin und befasst sich aber auch mit medizinisch-ethischen Fragen und der Bedeutung und Bewertung der Leichenöffnung in verschiedenen Glaubensrichtungen.

Neben einer detaillierten praktischen Anleitung zur fachlich korrekten Durchführung einer Obduktion werden damit in erschöpfender und in dieser Klarheit und Zusammenfassung einmaliger Art und Weise sämtliche Aspekte von Obduktionen zusammengefasst.

Dieser Leitfaden darf nicht nur den Studierenden der Medizin, Fachärzten für Pathologie und Gerichtliche Medizin, sondern allen Medizinern, aber auch anderen Fachdisziplinen (z. B. Juristen, Tatortbeamten) zur Lektüre empfohlen werden. In diesem Sinne wünsche ich dem neu überarbeiteten Werk eine möglichst große Verbreitung und darf zum Wohle der Allgemeinheit hoffen, dass damit ein Beitrag geleistet wird, der Obduktion wieder etwas von der eminenten Bedeutung zurückzugeben, die ihr in medizinisch-fachlicher Hinsicht zukommen sollte.

Innsbruck, im August 2019

Univ.-Prof. Dr. Walter Rabl
Präsident der Österr. Gesellschaft für Gerichtliche Medizin und
stv. Direktor des Institutes für Gerichtsmedizin Innsbruck

Inhalt

Anhang

I Grundlagen der Totenbeschau und Leichenöffnung

Der Tod

Der Tod ist kein Ereignis des Lebens. Den Tod erlebt man nicht.

Ludwig Wittgenstein – Tractatus logico-philosophicus

Auch wenn der Tod kein Ereignis unseres Lebens zu sein scheint, so ist er jedenfalls ein integraler Bestandteil unseres diesseitigen Denkens. Wie wir dem Tod gegenüber eingestellt sind, ob tabuisierend-verdrängend, ängstlich oder gefasst, ob wir ihn philosophisch, theologisch oder rein biologisch betrachten, seine Definition ist gerade für den Arzt von großer Bedeutung.

Doch bevor dieser irreversible Moment eintritt, durchlaufen wir Menschen bestimmte Phasen des Sterbens.

Das Sterben kann in vier Phasen der Agonie eingeteilt werden.

Die **Agonie** ist grundsätzlich eine kritische Lebensphase, die einen labilen Gleichgewichtszustand zwischen Leben und Tod darstellt und deren Ausgang oft der Tod, aber durchaus auch eine Restitution im Sinn einer Genesung sein kann. Richtung Tod ist dieser unterschiedlich lange Zeitraum von einer zunehmenden Dysfunktion der großen regulatorischen Körpersysteme und deren abnehmenden Koordination gekennzeichnet. Diese zunehmende Devitalisierung bewirkt als finale Krise den Tod. Klinisch entspricht dieser Vorgang einem allgemeinen, zunehmenden Versagen von Atmung und Kreislauf, mit zunehmender Schwäche des Körpers.

Laves und Berg publizierten eine ausführliche Studie, aus deren Einteilung in vier Typen der Autor dieser Zeilen eine 4-P-Regel formte:

Typ 1: Perakute Agonie. Der Tod tritt schlagartig ein, z. B. bei Hochgeschwindigkeitstraumen. Die Agonie kann gänzlich fehlen oder ultrakurz sein.

Typ 2: Progrediente akute Agonie. Ein plötzliches, dynamisch zunehmendes Geschehen (z. B. innere Blutung bei Aneurysmaruptur, Embolien, Intoxikationen ...) führt zum Tod.

Typ 3: Protrahierte Agonie. Eine protrahierte, chronische Erkrankung (z. B. Malignomleiden) bewirkt ein längeres Andauern, ein sich Rauszögern des Todes.

Typ 4: Prolongierte Agonie: Diese spezielle Form ist eine durch Reanimation verlängerte Agonie.

Der **klinische Tod** entspricht dem Stillstand von Atmung und Kreislauf, wobei abhängig von der Überlebenszeit der Gehirnzellen (Hirnhypoxie >2 min) die Möglichkeit zur Reanimation besteht. Ein klinisch toter Mensch kann daher ins Leben „zurückgeholt" werden. Ob dies gelingt, ist von vielen Begleitfaktoren abhängig: Einer dieser Faktoren ist z. B. die Umgebungstemperatur, da Kälte den Zellmetabolismus verlangsamt und damit ein längeres Überleben der Zellen gewährleistet. Dies hat heutzutage auch in der operativen Medizin eine Bedeutung, wo bewusst eine Unterkühlung des Patientenkörpers als therapeutische Hypothermie verwendet wird. Die Hypothermie vermindert die Stoffwechselaktivität und erhöht damit die Ischämietoleranz der Gewebe, ein Umstand, der bei größeren Operationen am Herz oder Gehirn eingesetzt wird. Ferner wird diese neuroprotektive Wirkung der Hypothermie nach stattgehabter Reanimation ausgenutzt.

Auch Comorbiditäten sind mitentscheidend, denn Vorerkrankungen z. B. der Lunge, des Herzens oder der Niere nehmen Einfluss, wie schnell der Tod einsetzt.

Pforten des Todes

Der Weg zum Tod kann auf sehr vielfältige Weise beschritten werden, die terminalen Endstrecken sind aber auf wenige integrierbar.

Hier gilt es, zunächst das **Gehirn** zu nennen. Es ist bezüglich einer Hypoxie das empfindlichste Organ unseres Körpers. Seine Reaktion ist auf die auslösenden Noxen (z. B. Trauma, Blutung, Entzündung, Hypoxie) relativ gleich, nämlich in Form eines Ödems (Schwellung). Damit startet ein Circulus vitiosus, denn durch die Schwellung wird beispielsweise mechanisch die Mangeldurchblutung verstärkt. Durch die weiter zunehmende zelluläre Hypoxie und Azidose wird die Permeabilität der Blutgefäße erhöht, womit die Blut-Hirn-Schranke „aufweicht" – dies mit der Konsequenz, dass das Hirn weiter anschwillt. Eine Grenze setzt hier zum einen das Foramen occipitale magnum und der Tentoriumsschlitz. Die zunehmende Einengung des Hirnstamms bewirkt eine Druckirritation in Form der ödematösen/hypoxischen Zelldystrophie mit einer ansteigenden Beeinträchtigung des Atem- und Kreislaufzentrums. Sobald der *point of no return* der aeroben Glykolyse überschritten ist, wird das Gewebe nekrotisch (Abb. 1), das lebenswichtige Atem- und Kreislaufzentrum fällt aus und der Tod setzt ein. Die Todesursache findet sich dann in Hirnstammnekrosen und/oder -blutungen. Zudem können am Hirn die vorderen bzw. auch hinteren tentoriellen Druckzeichen gefunden werden (siehe später).

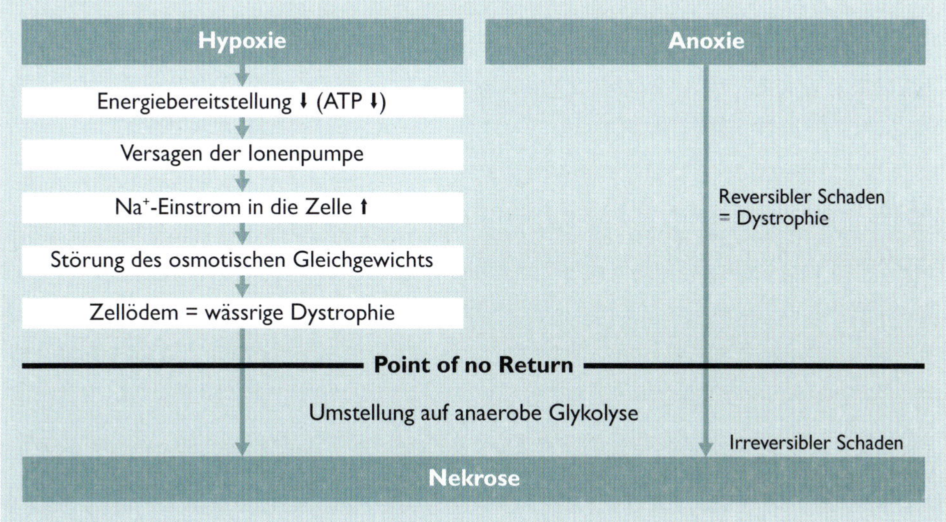

Abb. 1: Hypoxie, Anoxie und Nekrose

Zum anderen bietet die gesamte knöcherne Schädelhöhle generell nur wenig Platz für eine Expansion. Liquorräume und Gefäße werden dadurch allgemein sehr bald erheblich eingeengt – die Folge ist ein erhöhter Hirndruck. Klinisch ist dafür die einseitige oder beidseitige Mydriasis ein Indikator. Auftreten von Nekrosen und Blutungen zerstören zunehmend die Hirnsubstanz, sodass letztlich der Tod durch multifokalen Funktionsverlust eintritt. Dies wird u. U. von einem vitalen „Restorganismus" begleitet, sodass hier zunächst vom sogenannten dissoziierten Hirntod und danach vom Hirntodsyndrom (nach Hirntoddiagnostik) gesprochen wird.

Atmungsstörung

Der Hauch/Atem des Lebens ist sprichwörtlich und der Sauerstoff unabdingbare Voraussetzung für ein Funktionieren unseres Körpers. Die Lunge ist damit unser zentrales Organ und ermöglicht, dass der notwendige Gasaustausch stattfindet. Fehlt der Sauerstoff in der Atemluft oder kann er nicht in die Lungenbläschen oder in das Blut und letztlich in die Zelle eingeschleust werden, ist eine kritische Phase die Folge. Dabei wird eine Störung, die mit Beeinträchtigung des pulmonalen Gasaustausches bei *intakter alveolärer Ventilation* einhergeht, z. B. die Hypoxämie bei niedrigem Luftdruck in großen Höhen bzw. verminderter O_2-Gehalt in der Luft, vom Sauerstoffmangel bei Störungen mit *defekter alveolärer Ventilation* unterschieden. Dieser geht mit Hypoxämie und Hyperkapnie einher, z. B. ist das bei Atemlähmung, Thoraxkompression, Atemwegsverlegung oder auch beim Ertrinken der Fall. Letztlich zählt auch die *gestörte alveoläre Ventilation* mit *zusätzlicher cerebraler Ischämie* hinzu, beispielsweise beim Erhängen bzw. Erdrosseln/Erwürgen.

Herz

Der akute Herzstillstand ist ein plötzlicher Abfall/Ausfall der Pumpfunktion und ist die häufigste Todespforte. Dabei tritt zu 80 % ein Kammerflimmern auf, wobei durch die unkoordinierte, elektrische Aktivität im Reizleitungssystem ein funktioneller Stillstand ohne hämodynamisch wirksamer Ventrikelentleerung zustande kommt. Lediglich in 20 % kommt es zu einem „echten" Herzstillstand mit extremer Bradykardie/Asystolie.

Der kardiogene Schock ist gekennzeichnet durch den Ausfall funktionstüchtigen Myokards. Dabei ist neben der Nekrosegröße/Infarktfläche die Dehnbarkeit des geschädigten Myokards für das Ausmaß der Pumpbeeinträchtigung ausschlaggebend: Bei nicht dehnbarem, defektem Myokard korreliert die Größe des Infarktes linear mit dem Pumpversagen, bei verstärkter Dehnbarkeit bewirken paradoxe Kammerwandbewegungen eine systolische Dyskinese, die das Schlagvolumen erheblich verringern kann.

Neben diesen klassischen *atria mortis* ist das **Multiorganversagen** zu nennen, das durch progressive und kumulative Dysfunktion lebenswichtiger Organe (Niere, Lunge, Herz, Leber) und Systeme (Kreislauf, Gerinnung, Komplementsystem, Immunsystem) geprägt ist. Auslöser, wie eine Sepsis, ein Polytrauma, ein hämorrhagischer Schock oder auch eine nekrotisierende Pankreatitis bewirken dabei eine Aktivierung humoraler und zellulärer Mediatorsysteme, die den Systemzusammenbruch auslösen.

Vita reducta – Vita minima (Scheintod) – intermediäres Leben

In der Agonie wird durch die akute Krise (Vita reducta) der unmittelbare Sterbensprozess eingeleitet, der zur finalen Krise (Vita minima) voranschreitet (Abb. 2). In dieser Zeit können Respiration und Zirkulation derart darniederliegen, dass diese bei oberflächlicher Untersuchung nicht wahrgenommen werden können – der sogenannte Scheintod.

Klassische Auslöser für den Scheintod sind als A-E-I-O-U-Regel beschrieben worden:

A – Anämie, Anoxämie, Alkohol
E – Epilepsie, Elektrizität (auch Blitzschlag)
I – Injury (Schädel-Hirn-Trauma)
O – Opium (steht für alle Betäubungsmittel)
U – Urämie (und andere Stoffwechselentgleisungen), Unterkühlung

Die Phase, die zwischen dem klinischen Tod, dem eigentlichen Individualtod (Hirntod), und dem biologischen Tod steht, wird **intermediäres Leben** genannt. Dieser Zeitraum ist nach wie vor von unsicheren Merkmalen des Todes geprägt: lichtstarre weite Pupillen, Areflexie, fehlende Herzaktivität, fehlende Atmung, abgekühlte Körpertemperatur. Mit Einsetzen der Totenflecke ist diese Phase schließlich zu Ende.

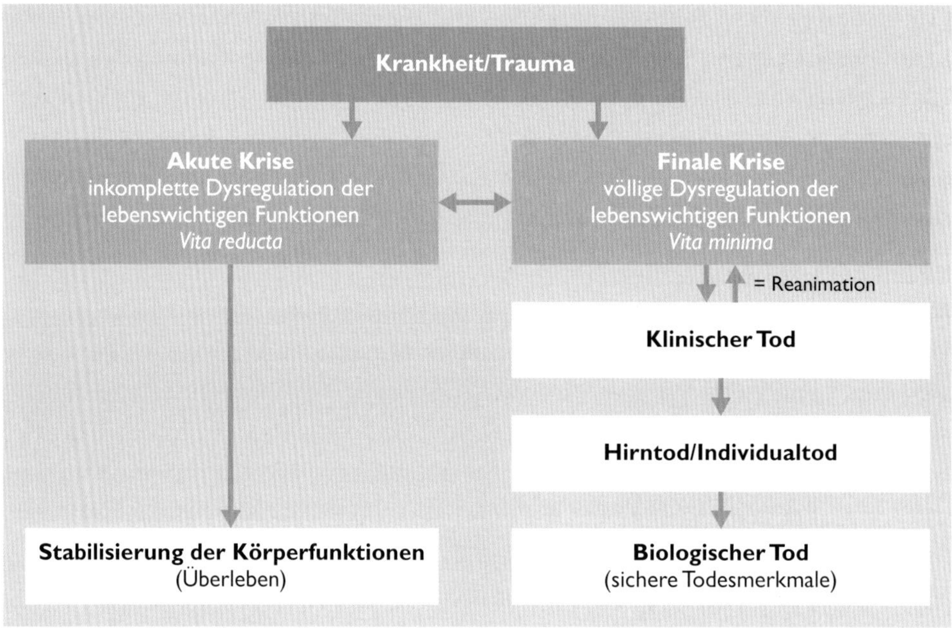

Abb. 2: Ablauf der Agonie

Der **biologische Tod** hingegen ist der irreversible Zusammenbruch der Gesamtfunktion von Gehirn und Herz-Kreislauf-System, sodass ein Weiterleben unmöglich ist.

In früheren Zeiten genügte der Herzstillstand, um einen Menschen für tot zu erklären, dies hat sich aber seit Längerem bereits geändert und ermöglichte erst die Transplantationsmedizin. Im forensischen Sinne wird der Tod heute mit dem Eintritt des Hirntodes gleichgesetzt und mit ihm endet die Rechtsfähigkeit des Menschen.

Zunächst wird ad hoc der Tod durch Notärzte festgestellt. Es lassen sich die Merkmale des klinischen Todes erkennen, das sind Atem- und Kreislaufstillstand, Bewusstlosigkeit und 0-EKG.

Danach ist die Feststellung des Hirntodes – insbesondere auf Intensivstationen – von Bedeutung, wobei die Diagnose des Hirntodes die Grundlage für den Behandlungsabbruch darstellt und die Möglichkeit der Organtransplantation eröffnet. Die Transplantationsmedizin, deren Erfolge unzweifelhaft sind, ist immer wieder Gegenstand heftiger Diskussionen. Falsche Vorstellungen, unbewusste Ängste sowie das „Nicht-wahrhaben-Können" des Todes eines nahen Angehörigen führen zu einem heftigen Widerstand, vor allem unter Laien. Natürlich ist es für jeden Angehörigen nicht einfach realisierbar, dass ein scheinbar schlafender, atmender, warmer Körper mit regulärem Hautkolorit von den behandelnden Ärzten plötzlich für tot erklärt wird. Getragen von den verständlichen Hoffnungen, seinen Lieben nicht zu verlieren, wird die Tatsache negiert, dass künstliche Beatmung und Intensivpflege dem Körper des Patienten nur eine scheinbare Vitalität bei Zustand des Hirntodes verleihen.

In der Krankenanstaltengesetzenovelle (KAG-Novelle) 1982 wurde gemäß § 62 a Abs. 1 das sogenannte Widerspruchsmodell eingeführt. Seit dem Jahr 2012 sind die entsprechenden Regelungen im Bundesgesetz über die Transplantation menschlicher Organe (Organtransplantationsgesetz, OTPG) zusammengefasst. Damit ist die Explantation von Organteilen, soweit sie nicht eine die Pietät verletzende Verunstaltung darstellen, auch ohne ausdrückliche Einwilligung immer zulässig, wenn dem Arzt der Widerspruch des Verfügungsberechtigten unbekannt blieb. Mit dieser Novelle wurde das Delikt des § 190 Strafgesetzbuch (StGB, Störung der Totenruhe), das die Pietät gegenüber dem Toten und dessen Würde als geschütztes Rechtsgut betrachtet, für die spezifische Situation einer Organtransplantation eingeschränkt. Dennoch, die Tötung eines Menschen zwecks Gewinnung eines transplantierbaren Organs stellt den Tatbestand für Mord nach § 75 StGB als auch die Störung der Totenruhe nach § 190 StGB dar. Somit ist für die Zulässigkeit der Organentnahme der Umfang der Entnahme, der Widerspruch, der Zweck der Entnahme und die Vorgangsweise bei der Organentnahme zu beachten.

Das Hirntodkriterium – sogenannter Harvard-Bericht

Das bis Mitte des 20. Jahrhunderts geltende Todeskriterium, der Herztod (Stillstand von Atmung- und Herzaktivität), verlor angesichts der modernen intensivmedizinischen Maßnahmen zur Wiederbelebung an Bedeutung. Ein weiteres Kriterium zur Feststellung des Todes wurde eingefordert, wobei hier ein Komitee der Harvard Medical School federführend war, deren Diskussionsergebnis 1968 im sogenannten Harvard-Bericht veröffentlicht wurde.

> Hirntod = ein Zustand des irreversiblen Erloschenseins der Gesamtfunktion des Großhirns, des Kleinhirns und des Hirnstamms bei künstlich kontrollierter Beatmung mit künstlich aufrechterhaltener Herz-Kreislauf-Funktion. Die Hirnfunktionen gelten als irreversibel verloren, wenn für zumindest 10 min das Gehirn keine Blut- und Sauerstoffversorgung erhält.

Trotz der künstlichen Kreislauf- und Atmungstätigkeit ist das Gehirn von der Durchblutung abgekoppelt und dessen Nervenzellen zerfallen, selbst wenn der restliche Körper künstlich durchblutet und mit Sauerstoff versorgt wird. Daher besteht beim Hirntoten noch die Möglichkeit, seine intakten Organe zu Transplantationszwecken zu entnehmen.

Die Unterscheidung von tief komatösen und hirntoten Patienten ermöglicht die Prüfung der Hirnstammreflexe, die beim bewusstlosen Patienten noch, bei Hirntoten nicht mehr auslösbar sind. Dazu zählen:

1. Der **Pupillenreflex:** Beide Pupillen sind bei noch Lebenden im Regelfall gleich weit und verengen sich bei Lichteinfall. Bei Hirntoten fehlt dieser Reflex, die Pupillen reagieren nicht mehr auf Lichteinfall.
2. Das **Puppenkopf-Phänomen** (okulozephaler Reflex): Schnelles Drehen oder Kippen des Kopfes ist bei Lebenden mit einer langsamen Gegenbewegung der Augen verbunden. Bei Hirntoten verbleiben die Augen starr ohne Veränderung ihrer Ausgangsstellung.
3. Der **Hornhautreflex:** Berührung der äußersten Augenschicht (Hornhaut) löst den Lidschlussreflex aus – die Augen schließen sich reflektorisch.
4. **Schmerzreaktionen im Gesicht:** Lebende reagieren auf Schmerzreize im Gesicht mit erkennbaren Muskelzuckungen und Abwehrreaktionen der Kopf- und Halsmuskulatur. Hirntote zeigen keine Reaktion.
5. Der **Würge- und Hustenreflex** (Tracheal- und Pharyngealreflex): Berührungen der hinteren Rachenwand lösen bei Lebenden ein Würgen/Husten aus. Hirntote zeigen keine Reaktion.

Die Ergebnisse dieser Reflexprüfungen sind nur dann verwertbar, wenn zuvor die Maßnahmen der medikamentösen Analgosedierung beendet wurden! Wenn alle fünf Reflexprüfungen auf einen Hirntod hinweisen, wird auf eine vorhandene Spontanatmung überprüft, denn das unbewusste Atmen stellt einen lebenswichtigen Reflex dar. Wird nun die maschinelle Beatmung eingestellt, verbraucht sich der Blutsauerstoff sehr rasch, der Gehalt an Kohlendioxid steigt rasant an, womit üblicherweise das Atemzentrum des Gehirns aktiviert wird und die Atmung auslöst. Setzt daher die Eigenatmung nicht ein, kann von einem gänzlichen Ausfall des Atemzentrums ausgegangen werden.

Als letzter Schritt gilt es, die Irreversibilität der Hirnschädigung apparativ mithilfe eines Elektroenzephalogramms (EEG) festzustellen. Allerdings kann das EEG nur den Funktionsstoffwechsel prüfen, d. h. den Ausfall der Nervenzelle. Die Strukturqualität – die Vitalität der Zelle – kann damit nicht überprüft werden! Zudem prüft das EEG nur die Funktion der Großhirnrinde. Daher kann bei einer 0-Linie der Hirnstamm noch funktionstüchtig sein. Wiederholte EEG-Ableitungen sind daher in der Hirntoddiagnostik nur ein Puzzlestein und können nur in der Gesamtheit mit den übrigen Maßnahmen interpretiert werden.

Die Diagnose des Hirntodes in Österreich

Die Diagnose des Hirntodes ist grundsätzlich an folgende Leitsymptome gebunden: tiefes Koma, Herz-Kreislauf-Stillstand, Apnoe, weite lichtstarre Pupillen, Fehlen cerebraler Reflexe (z. B. Kornealreflex, Okulofacialisreflex usw.). Sie ist auch apparativ zu verifizieren, wie durch ein EEG und/oder eine Karotisangiographie, um den cerebralen Zirkulationsstillstand zu illustrieren.

Der Hirntod eines Menschen ist per definitionem dann eingetreten, wenn die gesamten Funktionen des Groß- und Kleinhirns sowie des Hirnstammes irreversibel erloschen sind. Damit wird heute medizinisch, ethisch und gesetzlich der Individualtod eines Menschen definiert.

Dennoch kann der Körper eines hirntoten Menschen weiterhin biologisch aktiv sein, sofern die Herz- und Kreislauf-Funktionen künstlich aufrechterhalten werden. Dies ist notwendig, um die Blutversorgung der Organe und damit ihre Funktionsfähigkeit für eine Transplantation aufrechtzuerhalten. Daher muss innerhalb einer bestimmten Zeitspanne nach der Explantation das Organ des Spenders entnommen und dem Empfänger implantiert werden (sog. kalte Ischämiezeit des Organs). Beim Herzen beträgt diese Ischämiezeit etwa 4 h, bei der Leber 12 und bei der Niere 24 h.

Ausnahmslos darf der Hirntod eines Menschen nur durch einen Arzt (mit *ius practicandi*) festgestellt werden, die nicht an der Entnahme oder Implantation beteiligt sein dürfen.

Die genaue Diagnostik und deren Vorgangsweise wurde vom Österreichischen Bundesinstitut für Gesundheitswesen (ÖBIG) nach Beschluss des Obersten Sanitätsrates als „Empfehlung zur Durchführung der Hirntoddiagnostik bei einer geplanten Organentnahme“ veröffentlicht und kann von der Website der Austrotransplant heruntergeladen werden.

Liegt eine primäre oder sekundäre Hirnschädigung vor, so werden zunächst Vorgeschichte und Befunde erhoben, um vor allem die Verabreichung hoher Dosen cerebral/neurogen wirksamer Medikamente/Drogen/Substanzen auszuschließen.

Danach folgen zwei klinische Untersuchungen, wo das Koma (keine motorische Reaktion auf Schmerzreize) festgestellt sowie das Fehlen sämtlicher Hirnstammreflexe überprüft und der Apnoetest (Messung der Blutgase bei Atemstillstand) durchgeführt wird. Anschließend erfolgt die Messung der elektrischen Aktivität des Gehirns per EEG. Die Untersuchungsergebnisse müssen allesamt genau dokumentiert werden.

Mit der Diagnose des „Hirntodsyndroms“ ist auch der Hirntod festgestellt und dokumentiert.

Der biologische Tod und seine Feststellung durch Totenbeschau (AT)/Leichenschau (DE)/ Legalinspektion (CH)

Die Totenbeschau wurde unter Maria Theresia 1770 in Österreich und den Erblanden auf Vorschlag ihres Leibarztes Gerard van Swieten eingeführt. Schon seit dem Mittelalter bestand oft große Sorge, lebend begraben zu werden. Hier sei nur an die lieb gewordene Sage des „lieben Augustins“ gedacht, einem Wiener Dudelsackpfeifer, der volltrunken zwischen Kohlmarkt und Burgtor zu Fall kam, liegen blieb und für eine Pestleiche gehalten wurde. Die Gefahr, vorzeitig für tot erklärt zu werden, war auch zu van Swientens Zeit nicht so unwahrscheinlich, da der Herzstillstand ausreichte als tot befunden zu werden.

Zwecke der Totenbeschau sind:

1. Feststellen des eingetretenen Todes anhand der folgenden sicheren Todesmerkmale: Totenflecke, Totenstarre, mit dem Leben unvereinbare Verstümmelungen sowie todestypische Körperfäulnis/Verwesung; damit auch Ausschluss eines Scheintodes
2. Feststellen des Todeszeitpunktes
3. Feststellen der Identität

4. Feststellen der Art des Todes: natürlicher Tod (krankheits- bzw. altersbedingt), nichtnatürlicher Tod (durch äußere Einwirkung/gewaltsam), Todesart ungeklärt
5. Feststellen der unmittelbaren Todesursache
6. Feststellen möglichen Fremdverschuldens – v. a. bei Anhaltspunkten für einen nichtnatürlichen Tod
7. Bei ungeklärter Todesart/-ursache, gewaltsamen (ggf. fremdverschuldeten) Tod das Veranlassen einer Obduktion
8. Veranlassen notwendiger Behördenmeldungen: z. B. anzeigepflichtige Erkrankungen und dgl.

Die Toten- oder Leichenbeschau – abhängig von der jeweiligen Landesgesetzgebung – wird außerhalb des Krankenhauses von Totenbeschauärzten, die von den Gesundheitsbehörden ernannt wurden, durchgeführt. An öffentlichen Orten sind dies z. B. Polizeiamtsärzte, Gemeindeärzte, Amtsärzte. In öffentlichen Krankenanstalten kann z. B. der jeweilige Prosektor der Pathologie zuständig sein (Abb. 3). Deren Tätigkeit bestätigt amtlich durch Ausstellung des Totenscheins das Ableben der betreffenden Person.

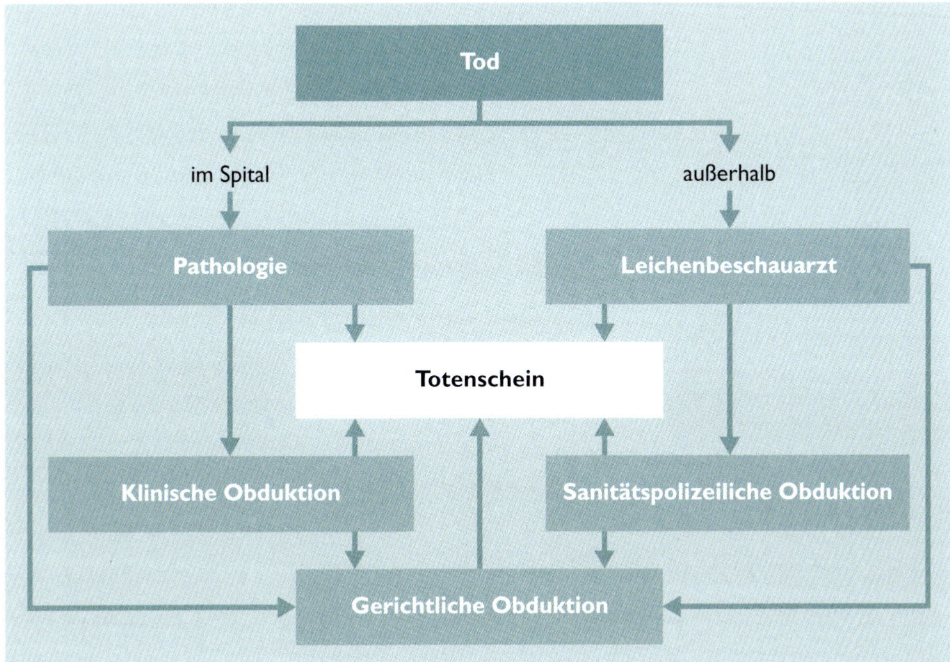

Abb. 3: Weg einer Leiche nach dem Tod

Sicherung des biologischen Todes/Ausschluss Scheintod

Die Sicherung des biologischen Todes erfolgt durch das Erfassen der sicheren Merkmale des Todes, da trotz der klinischen Todeszeichen (Sistieren der Herz-Kreislauf-Funktion mit Pulslosigkeit, Fehlen der Herztöne, Atemstillstand, Ausfall der Zentralnervensystemfunktion (ZNS-Funktion) mit fehlendem Kornealreflex, fehlendem Pupillenreflex und dgl.) unter gewissen Umständen eine Vita minima vorliegen könnte. Daher gilt die Totenbeschau auch dem Ausschluss eines Scheintodes. Van Swieten bemühte seinerzeit sogar zwei Bibelstellen, um Maria Theresia zu überzeugen, dass die Totenbeschau das einzige Mittel sei, den Scheintod aufzudecken. Um der Monarchin den Unterschied zwischen Tod und Scheintod näherzubringen, präsentierte er ihr die Wiedererweckung der Tochter des Jaïrus (Lukas 8,40–56) und die Auferstehung des Lazarus (Johannes 11,1–44). Die Tochter des Synagogenvorstehers Jaïrus habe Jesus als schlafend, Lazarus hingegen als tot bezeichnet.

*****

Lk 8,49 „Während Jesus noch redete, kam einer, der zum Haus des Synagogenvorstehers gehörte, und sagte (zu Jaïrus): Deine Tochter ist gestorben. Bemüh den Meister nicht länger!"

Lk 8,52 „Alle Leute weinten und klagten über ihren Tod. Jesus aber sagte: Weint nicht! Sie ist nicht gestorben, sie schläft nur."

*****

Joh 11,14 „Darauf sagte ihnen Jesus unverhüllt: Lazarus ist gestorben."

Joh 11,17 „Als Jesus ankam, fand er Lazarus schon vier Tage im Grab liegen."

Joh 11,44 „Da kam der Verstorbene heraus; seine Füße und Hände waren mit Binden umwickelt, und sein Gesicht war mit einem Schweißtuch verhüllt. Jesus sagte zu ihnen: Löst ihm die Binden und lasst ihn weggehen!"

*****

Auf diese Weise erklärte van Swieten der frommen Monarchin Maria Theresia den Unterschied zwischen Scheintod und echtem Tod, indem auch Jesus zwischen diesen beiden Formen trennt. Bei dem Mädchen sprach Jesus von Wiedererweckung (vom Scheintod), während bei Lazarus von der Auferstehung (von den Toten).

Mit den Mitteln der heutigen Medizin ist allerdings die Wahrscheinlichkeit, einen Scheintoten zu übersehen, wesentlich geringer geworden. Auch die Todesdiagnostik hat sich so verfeinert, dass dadurch eine zweifelsfreie Feststellung des Hirntodes möglich wurde.

Somit gibt die Totenbeschau eine letzte Sicherheit, dass dem Hirntod auch sichtbare Zeichen des biologischen Todes (Totenflecke und Totenstarre) folgen. Doch trotz oder vielleicht gerade wegen der modernen medizinischen Möglichkeiten geschehen irrtümliche oder fälschliche Todesbescheinigungen, wenn es kurz nach Beenden der Reanimation plötzlich und spontan zum Wiedereinsetzen eines Kreislaufs kommt. Dieses ungewöhnliche Ereignis wird, angelehnt an van Swietens Bibelzitat, Lazarus-Phänomen genannt, über das im Folgenden kurz berichtet werden soll.

Exkurs Lazarus-Phänomen

Trotz notärztlicher Diagnosestellung des klinischen Todes kommt es selten, aber doch zu falsch-positiven Todesfeststellungen. Diese Fälle sind erschütternd und von entsprechendem Medieninteresse begleitet. Meist wird der Grund in einer schlampigen Vorgehensweise des Notarztes gesehen. Worin liegt nun die fachliche Ursache? Die exakten Mechanismen, wie es nach Abbruch einer Reanimation zum Einsetzen eines Spontankreislaufs kommt, sind weitgehend unklar. Vermutet wird, dass das Lazarus-Phänomen durch verzögerte Wirkung der applizierten Medikamente oder eine Hyperkaliämie mit Refraktärzeitverlängerung des Herzmuskels zustande kommt, sodass eine Herzaktion erst zeitversetzt anspringt. Grundsätzlich könnte durch ein zehnminütiges Monitoring nach Reanimationsabbruch diesem Risiko einer Fehleinschätzung begegnet werden. Rettungsdienste im deutschsprachigen Raum führen aber mit Recht den enormen Zeitdruck ins Treffen, der es nicht erlaubt, 10 min am Ort des Geschehens zu verweilen – es würde überdies auch nach dieser Wartezeit ein Restrisiko bestehen bleiben. Im Rahmen einer Untersuchung von Wiese et al. wurden in 18 Jahren neun Fallberichte von falsch-positiven Todesfeststellungen in Deutschland, Österreich und der Schweiz in der Tagespresse gefunden. Im selben Zeitraum konnten sieben fachlich publizierte Fälle in den medizinischen Datenbanken entdeckt werden. Im Unterschied zu den klassischen Scheintodauslösern, die der AEIOU-Regel entsprechen, gilt das Lazarus-Phänomen als eine Situation mit spontaner Wiedererlangung der Herzaktion und des Kreislaufs. Unklar ist – wie angesprochen – nach wie vor der zugrunde liegende pathophysiologische Ablauf des Lazarus-Phänomens. Fallberichte präsentieren spontane Selbstdefibrillationen, die an sich beim Menschen aufgrund der Herzgröße als ausgeschlossen gelten, da es keine selbsterhaltenden kreisenden Erregungen geben soll. In den publizierten Fällen wurde vermutet, dass die Trennung des Tubus von der maschinellen Beatmung den intrathorakalen Druck reduziert und sich dadurch der venöse Rückstrom zum Herzen erhöht. Der so gesteigerte venöse Rückstrom könnte dann zu einer pulslosen elektrischen Aktivität mit minimal vorhandenem Blutauswurf führen. Dies wäre eine mögliche, plausible pathophysiologische Erklärung, die aber noch einer Beweisführung bedarf. Wie einleitend angesprochen, tritt ein Lazarus-Phänomen meist innerhalb von 10 min nach Reanimationsabbruch auf. So empfehlen Adhiyaman et al., dass nach einer erfolglosen Reanimation zumindest 10 min zugewartet werden sollte, ob nicht doch ein Spontankreislauf einsetzt. Mit dieser einfachen Maßnahme könnte die Wahrscheinlichkeit einer irrtümlichen Todesfeststellung gesenkt werden.

Dieser Vorschlag wird allerdings von den Rettungsgesellschaften eher problematisch gesehen, da zumeist nicht ausreichend Zeit besteht, den betroffenen Patienten nach Reanimationsabbruch noch weiter zu überwachen oder sogar die Ausbildung von Totenflecken abzuwarten, die 20–30 min post mortem entstehen. Dafür sei die amtliche Totenbeschau vorgesehen.

Ein dem Notarzt nachfolgender Leichenbeschauer habe auch mehr zeitliche Ressourcen für eine gründliche Todesdiagnostik. Allerdings sollte dennoch die potenzielle Strafverfolgung des Notarztes im Fall eines Lazarus-Phänomens bedacht werden. Das Attestieren des Todes eines Menschen ohne den Nachweis eindeutiger Todeszeichen könnte als ärztliche Sorgfaltswidrigkeit gesehen werden oder gemäß § 94 StGB als Imstichlassen eines Verletzten bzw. nach § 95 StGB als Unterlassung der Hilfeleistung interpretiert werden. Um dieser möglichen Strafverfolgung im präklinischen Bereich zu entgegnen, sollte von fachlicher Sicht korrekterweise eher die Feststellung der Aussichtslosigkeit weiterer Reanimationsbemühungen nach suffizienter, aber erfolgloser Reanimation stehen. Eine endgültige Todesbescheinigung obliege der anschließenden zeitnahen Totenbeschau entsprechend einer Qualitätssicherung, da der Notarzt als letztbehandelnder Arzt ohnehin als befangen gesehen werden müsste und so für eine unabhängige Totenbeschau ausscheidet.

Sichere Todesmerkmale

So wird aus dem vorher Gesagten klar, warum die eindeutige Diagnose des eingetretenen Todes wesentlich ist. Kurz sollen nun die sicheren Merkmale des biologischen Todes dargestellt werden.

Totenflecke (Livores mortis): Sie sind die frühesten, sicheren Todesmerkmale! Entsprechend der Schwerkraft kommt es zum Absacken des Blutes im Sinne einer Senkungsblutfülle in die am tiefsten liegenden Körperabschnitte, wo schließlich livide (violette) Flecken an der Haut zu beobachten sind. Bleibt daher ein Mensch nach dem Tode am Rücken liegen, so finden sich die Totenflecke an der Dorsalseite der Extremitäten und am Rücken. Aufliegestellen oder Bereiche mit enger Kleidung bleiben allerdings ausgespart, da der Aufliegedruck größer als der hydrostatische Druck ist. Durch den Unterlagendruck bzw. durch die Kompression der Kleidung kommt es zu einer Komprimierung der Gefäße, wodurch die Ausbreitung des Blutes in diese verhindert wird. Die Aussparungen spiegeln zumeist die Form des komprimierenden Gegenstandes wider, wie Schmuckstücke, Kleiderfalten. In Rückenlage des Leichnams sind z. B. Schulterblätter, Gesäß und Fersen betroffen. Daher bleiben die Schulter- sowie die Sakralregion und die Ferse blassgrau-wächsern.

Nach etwa 20–30 min post mortem zeigen sich die ersten fleckigen Farbveränderungen der Haut, die im Laufe der nächsten Stunden konfluieren und großflächige Livores erkennen lassen (Abb. 4). Innerhalb der ersten 6 h nach dem Todeseintritt sind die Totenflecke vollständig umlagerbar, d. h., sie „wandern" z. B. beim Umdrehen der Leiche aus der Rückenlage in die Bauchlage in die ventralen Körperpartien. Der Grund dafür liegt in der erhaltenen Verschieblichkeit des Blutes innerhalb der Gefäße, die 12–14 h nach Todeseintritt und nach Einsetzen der postmortalen Hämokonzentration verloren geht. Bis etwa 6 h sind die Totenflecke vollständig, zwischen 6 und 12 h nur mehr unvollständig umlagerbar. Zudem kann die Wegdrückbarkeit durch Fingerdruck (Intensität vergleichbar mit Betätigen eines Klingelknopfs) geprüft werden, die nach etwa 24 h nicht mehr gegeben ist. Auf kantigen Druck (z. B. Pinzette) sind die Totenflecke länger wegdrückbar. All diese Aspekte lassen gewisse Rückschlüsse auf den Todeszeitpunkt zu. Die Position der Totenflecke erlaubt die Feststellung der Leichenposition nach dem Ableben (mit letzter Sicherheit die Position nach Einsetzen der postmortalen Hämokonzentration und des transvasalen Plasmaverlustes). Allerdings können bereits beim moribunden/agonalen Patienten sogenannte Kirchhof-Rosen (lokale Staseerscheinungen) erkennbar sein, die dem langsam sistierenden Kreislauf zuzurechnen sind und auf den nahenden Tod hinweisen.

Die Farbe der Totenflecken gibt u. U. auch Hinweise auf Vergiftungen: z. B. kirschrote (hellrote) Flecken am gesamten Körper (auch im Nagelbett unter den Fingernägeln) bei CO-Vergiftung. Davon zu unterscheiden ist die zonale hellrot-livide Gliederung bei Kältelagerung der Leiche. Bei niedrigen Temperaturen z. B. in einer Kühlanlage können sich die ursprünglich lividen Livores in den Randanteilen hellrot verfärben (sog. zonierte Livores). Dies ist durch eine höhere Bindungsaffinität des Sauerstoffs an Hämoglobin in der Kälte sowie eine leichtere postmortale O_2-Diffusion bedingt. Feuchte Haut ist zudem besser sauerstoffdurchlässig. Bei Unsicherheit auf das Nagelbett der Finger achten! Hier kann kein Sauerstoff hindurch diffundieren, daher bleibt dieses bei Kälteeinwirkung livide.

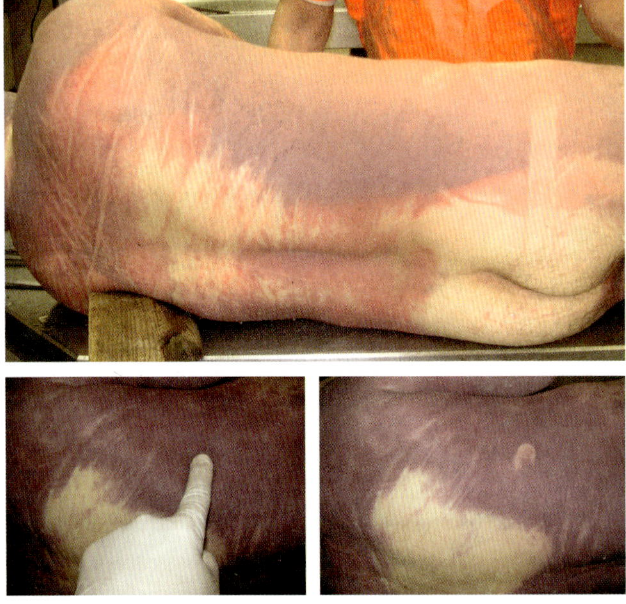

Abb 4: Livide (= violette) Totenflecke am Rücken eines Toten, die einige Zeit noch wegdrückbar bleiben. Siehe Fingerabdruck am mittleren Rücken.

Eine rauchgraue bis braune Verfärbung kann bei Met-Hämoglobinbildnern gefunden werden (z. B. Oxidationsmittel wie Nitrite, Wasserstoffperoxid oder durch aromatische Amino- und Nitroverbindungen wie Anilin sowie Nitrobenzol und Arzneimittel wie Sulfonamide, Nitroglycerin).

Eine satt dunkelblau-violette Färbung ist ein Hinweis auf bestimmte Erstickungsformen wie bei Thoraxkompression.

Spärlich ausgebildete Totenflecke sind Hinweise auf einen höhergradigen Blutverlust oder Anämien anderer Genese. Bei einem akuten Blutverlust (z. B. traumatische Aortenruptur mit Hämatothorax) sind die Totenflecke nahezu normal ausgeprägt, weil aufgrund der kurzen agonalen Phase die Blutspeicher nicht entleert sind. Erst bei einem langsamen Blutverlust (funktionelles Verbluten, bei dem insgesamt wesentlich mehr Blut verloren geht) sind die Totenflecke vermindert ausgeprägt. Quantitativ „normal" ausgeprägte Totenflecke reichen bei Rückenlage des Verstorbenen bis etwa zur mittleren Axillarlinie. Fehlen jedoch Totenflecke, so gilt es, sich so zu verhalten, als ob der untersuchte Körper noch am Leben wäre! Nur auf diese Weise kann ein sogenannter Scheintod nicht übergangen werden. In diesem Fall müsste eine sogenannte Vita minima angenommen und unmittelbar mit Reanimationsmaßnahmen begonnen werden. Für eine derartige Minimierung der Lebensfunktionen, die zu diesem scheintodähnlichen Zustand führt, gilt die AEIOU-Hilfsregel – A: Alkoholintoxikation, Anoxie, Anämie, Azeton (Coma diabeticum); E: Elektrizität und Blitzschlag, Epilepsie; I: Injury, Schädel-Hirntrauma; O: Opium, Überdosierung von Suchtgiften und Schlafmitteln; U: Urämie.

Totenstarre (Rigor mortis): Die Totenstarre beginnt bei Zimmertemperatur etwa 2–3 Stunden nach dem Todeseintritt und kommt in Folge des postmortalen Verbrauches von Adenosintriphosphat (ATP) zustande, weil die Weichmacherfunktion dieser Substanz ausfällt. Diese Starre der Muskulatur bewirkt dabei eine Steifheit in den Gelenken und wird durch den ATP-Abfall in den Myozyten ausgelöst, weil es dadurch zu einer irreversiblen Verbindung zwischen den Aktinfilamenten und den Myosinköpfchen kommt. Sie beginnt bei Raumtemperatur im Mittel 3–4 h post mortem an den stark benutzten kleinen Muskeln des Gesichtsschädels (glykogenärmer!) und schreitet nach der Nysten-Regel fußwärts weiter (Abb. 5). Die Totenstarre ist schließlich nach 6–12 h voll ausgebildet und löst sich bei Normaltemperatur zwei bis drei Tage wieder durch Autolyse (= Zersetzung durch körpereigene Fermente) und Fäulnis.

Der Eintritt, die Intensität und die Lösung der Starre sind von der vorhandenen Muskelmasse, aber auch von der Außentemperatur abhängig. Die Prüfung erfolgt am Kiefer sowie an den oberen und unteren Extremitäten. Jedoch sei anzumerken, dass durch den Transport der Leiche die Totenstarre im Bereich der oberen Extremitäten durch das Manipulieren an diesen gelöst („gebrochen") werden kann. Erfolgt diese Lösung der Totenstarre innerhalb der ersten 8 h post mortem, so kann die Muskulatur erneut erstarren. Die Prüfung der Totenstarre erlaubt gewisse Rückschlüsse auf den Todeszeitpunkt, wobei jedoch die äußeren Verhältnisse (Umgebungstemperatur etc.) nicht außer Acht gelassen werden dürfen. Eine sogenannte Gänsehautbildung (Cutis anserina) entsteht durch die Starre der Musculi arrectores pilorum. Auch die Pupillarmuskulatur unterliegt dieser Starre, weshalb Schlüsse aus der Pupillenweite der Leiche bezüglich etwaiger Vergiftungen nur mit größter Vorsicht gezogen werden dürfen.

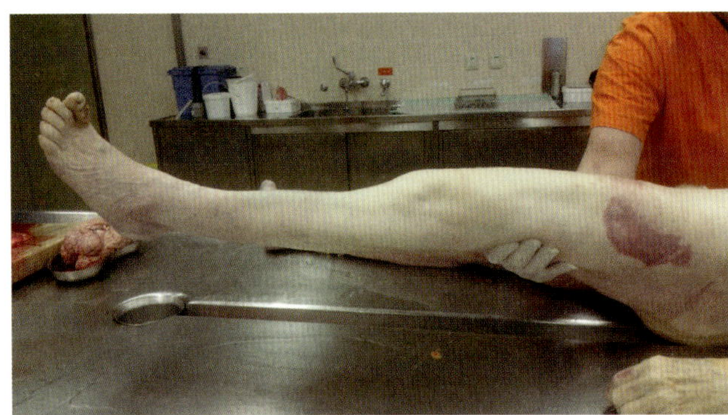

Abb 5: Rigor mortis

> **MERKE:** Die Totenstarre muss immer an mehreren großen und kleinen Gelenken geprüft werden.

Späte Leichenerscheinungen: Autolyse, Fäulnis und Verwesung

Autolyse: Sofort nach dem Ableben startet zunächst die Zersetzung der Gewebe durch frei werdende körpereigene Enzyme (Autolyse) ohne direkte Beteiligung von Mikroorganismen z. B. im Magen, in der Bauchspeicheldrüse oder auch in den Nebennieren.

Durch Mitwirkung anaerober Bakterien beginnt dann die Fäulnis, als alkalischer Verfallsprozess auf reduktiver Grundlage. Die Verwesung und Mumifikation hingegen stellen oxidative Vorgänge unter trockenen sowie warmen Bedingungen mit Abspaltungen von Säuren dar, die den typischen muffigen Gruftgeruch bewirken.

Fäulnis: Die im Darm vorkommenden Fäulniskeime zerstören die Eiweißkörper, wobei Schwefelwasserstoff freigesetzt wird und sich mit Hämoglobin zu Sulf-Hämoglobin mit grüner Eigenfarbe verbindet. Dies führt insbesondere initial im rechten Unterbauch zu einer Grünfärbung der Haut. Durch das Ausbreiten über das Gefäßnetz entsteht das sogenannte Durchschlagen der Venenzeichnung. Zudem kommt es wegen der Gasbildung einerseits zur Auftreibung des Abdomens, Skrotum, Penis, Zunge sowie zu Fäulnisemphysemen der Haut (Gasknistern spürbar!) und der inneren Organe (Schaumorgane). Die Transsudation der Fäulnisflüssigkeit bewirkt z. T. enorme Fäulnisblasen und es tritt eine Lockerung von Nägeln und Haaren ein. Die Fäulniserscheinungen werden durch Wärme intensiviert, wodurch dieser Prozess beschleunigt wird. Den Extremfall stellt bei sehr feuchtem Milieu die Faulleiche (Abb. 6) dar und zum anderen die Wasserleiche, wenn sich der Körper z. B. in einem See oder der Badewanne findet.

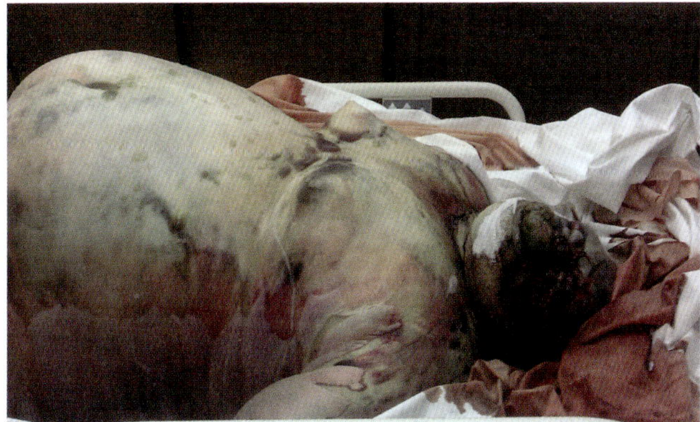

Abb. 6: Faulleiche

Verwesung: Sie ist im Gegensatz zur Fäulnis ein trockener, oxidativer Prozess, bei dem typischerweise ein Befall mit Schimmelpilzen stattfindet und im Extremfall unter sehr trockenen Bedingungen zur Mumifikation führt.

Beide Prozesse sind sehr stark von den Umgebungsbedingungen abhängig, vor allem von der Temperatur, und können daher an unterschiedlichen Körperbereichen nebeneinander oder hintereinander ablaufen.

Vertrocknung und Fettwachsbildung

Nach Einsetzen des Kreislaufstillstandes setzt die Vertrocknung der Haut ein, wobei die Bereiche mit dünnem Epithelbelag von diesem durch Wasserverdunstung eintretenden Effekt vorerst betroffen sind. Hautverletzungen wie Abschürfungen werden durch die Vertrocknung deutlich sichtbar. Selbst geringe Hautabschürfungen bedingt durch die Defibrillatorelektroden sind wenige Stunden nach dem Ableben als kreisrunde gelblich-bräunliche thorakale Hautverfärbungen sichtbar. In erster Linie sind von der Vertrocknung die Akren z. B. Fingerkuppen, Zehenspitzen, die Nasenspitze, die Lippen betroffen. Die Trübung der Hornhaut setzt bei offenen Augenlidern nach ca. 15–30 min ein, bei geschlossenen Lidern bedarf es nahezu 24 h. Umfassen die Eintrocknungen größere Bezirke oder sogar den ganzen Körper, so wird von **Mumifizierung** gesprochen. Diese wird unter trockenem Luftzug und hohen Außentemperaturen begünstigt. Die Gewebe schrumpfen, sie verfärben sich lederartig braun bis bräunlich-schwarz, die Haut bildet Runzeln. Eine weitere, besondere Leichenerscheinung ist die Fett- oder Leichenwachsbildung **(Adipocire).** Dabei wird Fett- bzw. Muskelgewebe in eine schmierige graugelbliche und später krümelig trockene Masse umgewandelt. Dies erfolgt unter feuchten, sauerstoffarmen Milieu wie bei alten Wasserleichen, Leichen aus Gletschern und in Erdgräbern bei lehmigem Boden. Die Fettwachsbildung tritt etwa drei Monate nach dem Tod ein. Einen besonderen Fall stellen die Moorleichen dar, die durch die gerbenden Substanzen über Jahrhunderte erhalten bleiben können.

Unsicheres Merkmal des Todes: die Totenkälte

Die Totenkälte (Algor mortis) gilt, wie oft fälschlicherweise gedacht, nicht als sicheres Todeszeichen, denn unterkühlte Patienten mit herabgesetzten, reduzierten Stoffwechsel fühlen sich als Leichen an, sind es aber nicht! Dennoch ist die Abkühlung des Körpers post mortem ein Begleitsignal des Todes, das sehr von der Umgebungstemperatur abhängig ist. Im Bett Verstorbene werden langsamer abkühlen als jene auf einer Parkbank – auch kachektische Personen erkalten rascher als adipöse. Die zentrale Körpertemperatur (Messung im Rektum mindestens 8 cm ab ano, alternativ zentral in der Leber) wird in der Gerichtsmedizin auch zur Eingrenzung des Todeszeitpunktes herangezogen. Nach einer primären Plateauphase von 2–3 h sinkt die zentrale Körpertemperatur bei Zimmertemperatur um etwa 1 °C/h.

Ein postmortaler Temperaturanstieg ist u. U. bei Tetanus, Hitzschlag und Krampfgiften als auch beim Todeseintritt in der Sauna oder Backstube zu beobachten.

Supravitale Reaktionen

Postmortale Stoffwechselprozesse, v. a. die anaerobe Glykolyse, sind die Grundlage für Gewebereaktionen aufgrund von postmortalen Reizen, die in den ersten Stunden post mortem als „supravitale Reaktionen" auffallen können. Dazu zählen die elektrische Erregbarkeit der Muskulatur (Herzmuskulatur noch bis zu 100 min und die Skelettmuskulatur bis zu mehreren Stunden nach dem Ableben des Menschen), die Pupillenreaktion auf eingetropfte Pharmaka und der idiomuskuläre Wulst (lokale Muskelkontraktion nach einem stumpf-mechanischen Reiz). Daher besteht eine organspezifische supravitale Reagibilität (Reizbarkeit), während die Gesamtheit der körperlichen Funktionalität naturgemäß nicht mehr gegeben ist. Die Idee, die aus der gewissen Supravitalität einzelner Organe hervorgeht, den Körper nur kryokonservieren zu müssen, um später (u. U. Jahrhunderte später) wiederbelebt zu werden, bedenkt genau diese notwendige konzertierte und synergistische Funktionsweise unserer Körpersysteme nicht.

Schätzung des Todeszeitpunktes

Bei der üblichen Leichenbeschau werden morphologisch lediglich die klassischen Merkmale des Todes berücksichtigt, während die Gerichtsmediziner weitere Methoden zur Bestimmung anwenden können, z. B. den Abfall der Kerntemperatur des Körpers unter Berücksichtigung der Umgebungstemperatur, der Körperproportionen, der Abkühlbedingungen sowie der supravitalen Reagibilität.

Klärung der Todesursache

Die Klärung der Todesursache ist eine der fundamentalen Aufgaben der postmortalen Diagnostik. Sei es, dass der Todesfall bei (scheinbar) voller Gesundheit, auf Basis einer unerkannten Erkrankung, aufgrund eines ungewöhnlichen Krankheitsverlaufes oder beim Eintreffen in das Spital (sog. *death on arrival*) eintritt, jedenfalls ist eine Klärung in unserem Kulturkreis unerlässlich. Die Frage nach dem Grund für den Tod geht einher mit der Erklärung an Hinterbliebene, Behörden, Gesundheitswesen und Politik. In all diesen Bereichen besteht ein unterschiedliches Begehren: Hinterbliebene müssen wissen, warum ein geliebter Mensch verstorben ist, um eine gesunde Trauerarbeit zu ermöglichen, auch um ggf. ein Erbleiden, das die nachfolgende Generation trifft, zu erfassen. Behörden müssen über überwachungsrelevante Krankheiten wie Infektionskrankheiten mit Seuchengefahr Bescheid wissen, um z. B. notwendige Maßnahmen veranlassen zu können. Das Gesundheitswesen wiederum benötigt die statistische Verteilung von Krankheitsbildern, um gezielte Krankheitsvorsorge betreiben zu können, die politisch getragen und juridisch verankert werden muss.

Ausschluss von Fremdverschulden

Nicht weniger unerheblich ist die Feststellung, ob Fremdverschulden den Tod eines Menschen herbeigeführt hat. Dazu ein wenig Grundsätzliches:

Schuld im rechtlichen Sinn kann entweder zivilrechtlich oder strafrechtlich von Bedeutung sein. Geht es um den Tod eines Menschen und der Bewertung, ob ein nichtnatürlicher Tod vorliegt, so gilt es zu beurteilen, inwiefern eine andere natürliche Person an diesem Tod Anteil hatte und dieser daraus ein Vorwurf gemacht werden kann. Ein Vorwurf im Zusammenhang mit dem Ableben einer Person ist jedenfalls auf das Strafrecht zu beziehen, wo die Schuld eines Täters auf die **persönliche Vorwerfbarkeit eines rechtswidrigen Verhaltens** abstellt. Somit ist es für den Totenbeschauer und den erhebenden Beamten im extramuralen Bereich notwendig, den faktischen oder nur möglichen Tatbestand eines rechtswidrigen Verhaltens zu erkennen. Dem Prosektor eines Spitals geht es hingegen in erster Linie um das Aufzeigen oder Ausschließen eines faktischen oder nur möglichen rechtswidrigen Verhaltens anderer Personen an Pfleglingen einer Krankenanstalt – dies grundsätzlich unabhängig davon, wann und wo das rechtswidrige Verhalten stattfand. Während sich zur Zeit des Pathologen Feyrter die Zuständigkeit des Krankenhausprosektors nur auf kriminelles ärztliches Verschulden bezog, ist dies heute im Sinne des § 54 (4) Ärztegesetz (ÄrzteG) anders zu interpretieren, denn die Anzeigepflicht obliegt dem Arzt, wenn sich während der „Ausübung seines Berufes der Verdacht ergibt," dass durch „eine gerichtlich strafbare Handlung der Tod oder eine schwere Körperverletzung herbeigeführt" wurde. „So hat der Arzt, sofern es Abs. 5 nichts anderes bestimmt, der Sicherheitsbehörde unverzüglich Anzeige zu erstatten."

Damit fallen **alle** Straftaten, die den Tod eines Pfleglings eines Spitals faktisch oder potenziell herbeigeführt haben, unter die Anzeigepflicht des Prosektors bzw. Beschauarztes.

Das betrifft auch jene Straftaten, deren Tatzeitpunkt außerhalb des Krankenhauses oder auch deren Tat vor der In-Pflegenahme durch die Krankenanstalt erfolgte. Klarerweise treten derartige Fälle im Krankenhaus vorwiegend in Abteilungen für Notfallmedizin oder Unfallchirurgie auf, da traumatische Ereignisse nicht selten in Zusammenhang mit Fremdeinwirkung stehen und nicht jeder derart Geschädigte sofort stirbt. Hier wird einerseits durch die behördliche Erstermittlungsarbeit oder sekundär durch die ärztliche Intervention ein potenzielles Fremdverschulden aufgezeigt, sodass schon vor oder nach dem Ableben auf der klinischen Abteilung eine Anzeige gemäß §54 ÄrzteG erfolgen müsste. Anders verhält es sich mit Todesfällen im Zusammenhang mit iatrogenen Maßnahmen innerhalb der Krankenanstalt, in der der betroffene Pflegling verstirbt. Hier gilt es, Befangenheit auszuschließen und durch ein Mehraugenprinzip die Notwendigkeit einer Anzeige im Dialog mit einer unabhängigen Rechtsabteilung zu klären.

Totenbeschau und Obduktion dienen daher jedenfalls der Erhebung, ob ein natürlicher oder nichtnatürlicher Tod vorliegt und ggf. der Erfassung zumindest möglichen Fremdverschuldens.

MERKE: Ein natürlicher Tod ist ein Tod aus krankhafter innerer Ursache, der völlig unabhängig von rechtlich bedeutsamen äußeren Faktoren eingetreten ist. Nichtnatürlich ist ein Todesfall, der auf ein von außen verursachtes, ausgelöstes und beeinflusstes Geschehen zurückzuführen ist.

Somit gründet der Ausschluss oder das Festhalten von Fremdverschulden (= rechtswidriges Verhalten eines Dritten an der Person des Verstorbenen) auf dem klassischen Prinzip des Rechtsstaates. Die daraus resultierende Vornahme einer Obduktion gemäß Strafprozessordnung (StPO) ist auch am wenigsten umstritten. Aus der Alltagserfahrung ist es Behörden oder Angehörigen insbesondere anderer Kulturkreise weniger wichtig, *woran* jemand verstorben ist, als vielmehr die *Schuld eines anderen* auszuschließen. Die Durchsetzung einer anderen Begründung der Obduktion (nach den Sanitätsgesetzen) trifft hier viel häufiger auf Widerstand, auch wenn in Österreich durch sie sogenannte erweiterte Zustimmungslösung legistisch keine Schwierigkeiten hierzu bestehen. Dennoch gebietet meines Erachtens das ärztliche Ethos eine auf die Hinterbliebenen Rücksicht nehmende Abwägung der Argumente, die für eine Obduktion sprechen. Ein kommunikatives Handeln im Sinne von Jürgen Habermas, bei dem der kommunikative Diskurs mit Öffentlichkeit (vor allem der Gründe einer Obduktion), Aufrichtigkeit und Gewaltlosigkeit (Obduktion, weil „Gesetz ist Gesetz") betont wird, ist jedenfalls gegenüber der nüchternen Rechtsdurchsetzung zu priorisieren. Kommunikation ist wesentlich komplexer als direkte Durchsetzung, weshalb Letzteres leider häufiger zur Anwendung kommt. Ein Umstand, der sich aktuell an einer Beschwerde am EGMR äußert.

Anordnung einer Obduktion

Kann aufgrund der Leichenbeschau keine Todesursache festgestellt werden, die sich auf einen eventuell vorhandenen Behandlungsschein stützen könnte, oder liegt der Verdacht auf Fremdverschulden vor (Verletzungen, Umstände des Todes, situative Unklarheiten am Auffindungsort der Leiche), so ist eine Obduktion anzuordnen. Zwecks Klärung der Todesursache wird im extramuralen Bereich eine **sanitätspolizeiliche Obduktion** von der jeweiligen Bezirksverwaltungsbehörde veranlasst. Bei Verdacht auf Fremdverschulden wird eine durch die Staatsanwaltschaft angeordnete **gerichtliche Leichenöffnung** in Auftrag gegeben, die gem. § 128 Strafprozessordnung (StPO) von einem Gerichtsmediziner durchgeführt wird. Im Krankenhaus verstorbene Patienten, d.h. Pfleglinge einer öffentlichen Krankenanstalt (gem. § 25 Krankenanstalten- und Kuranstaltengesetz, KAKuG), werden einer **klinischen Obduktion (Spitalsobduktion)** zugeführt, wenn diese bezüglich der Grundkrankheit, des Krankheitsverlaufes, der Todesursache, des Therapieerfolges und/oder Therapieversagens notwendig wird. Daher sind Verstorbene bei *klinisch-diagnostischen Unklarheiten* sowie bei unmittelbar *postoperativem Ableben* oder *zeitnahen iatrogenen Eingriffen* zu obduzieren. Bei klinisch klar dokumentierter und unzweifelhafter Todesursache kann und wird im Einvernehmen mit der Klinik auf eine Obduktion verzichtet. Jedoch besteht auch hier bei Verdacht auf Fremdverschulden gem. § 54 (4) ÄrzteG eine Anzeigepflicht: „(4) Ergibt sich für den Arzt in Ausübung seines Berufes der Verdacht, dass durch eine gerichtlich strafbare Handlung der Tod oder eine schwere Körperverletzung herbeigeführt wurde, so hat der Arzt, sofern Abs. 5 nichts anderes bestimmt, der Sicherheitsbehörde unverzüglich Anzeige zu erstatten." Sofern die juridische Prüfung diesen Verdacht erhärtet, wird eine gerichtliche Leichenöffnung gem. § 128 (2) StPO veranlasst:

„(2) Eine Obduktion ist zulässig, wenn nicht ausgeschlossen werden kann, dass der Tod einer Person durch eine Straftat verursacht worden ist. Sie ist von der Staatsanwaltschaft anzuordnen, die mit der Durchführung eine Universitätseinheit für Gerichtliche Medizin oder einen Sachverständigen aus dem Fachgebiet der Gerichtsmedizin, der kein Angehöriger des wissenschaftlichen Personals einer solchen Einrichtung ist, zu beauftragen hat."

Davon abzugrenzen sind die **Privatobduktion** (auf Wunsch der verfügungsberechtigten Hinterbliebenen zwecks versicherungsrechtlicher oder anderer wichtiger Gründe) und die **anatomische Sektion.** Wichtig bei der Privatobduktion ist zusätzlich, dass es sich bei verfügungsberechtigten Hinterbliebenen keineswegs um die Erben handeln muss! Nach gegenwärtigem Rechtsverständnis fällt der Leichnam nicht automatisch den Erben zu, da der Körper eines toten Menschen nicht Gegenstand der Vererbung sein kann. In vielen österreichischen Leichen- und Bestattungsgesetzen wird die Rangordnung der nächsten Angehörigen exakt zugeordnet, um auch die Verantwortlichkeit hinsichtlich der Bestattung klar zu regeln. Aus dieser Rangordnung ist daher auch die Verfügungsberechtigung über den Leichnam direkt ableitbar.

Der außergewöhnliche Todesfall

Die Leichenbeschau stellt eine sehr wichtige Weiche im Vorgehen der Todesfallabwicklung dar, damit nicht jeder Verstorbene obduziert werden muss. Nicht immer sind die Todesumstände so, dass eine klare Entscheidung für oder gegen eine Obduktion zu treffen ist. Damit besteht eine Unklarheit, ob die Todesart natürlich oder nichtnatürlich ist! Leichtfertig, ggf. aus finanziellen oder zeitlichen Gründen, darauf zu verzichten, eröffnet die Gefahr, dass spurenarme und verschleierte Tötungsdelikte übersehen werden. Immer wieder habe ich wahrgenommen, dass seitens einer Behörde auf den Verzicht einer Obduktion gedrängt wird. Manchmal gibt der Totenbeschauer auch den Bitten der Angehörigen nach, wenn er keine guten Argumente für eine Obduktion liefern kann. All dies ist unserem Verständnis einer Rechtsstaatlichkeit unzuträglich.

Hier hat die Schweiz den eindrücklichen Begriff des „außergewöhnlichen Todesfalls" aus der Taufe gehoben, der helfen soll, das Problem der nicht eindeutigen Sterbefälle besser zu charakterisieren.

Es gilt nämlich, Verschleierungshandlungen mit ggf. vorliegenden sogenannten Situationsfehlern durch die Totenbeschau aufzudecken. Situationsfehler sind Fehler, die dem Täter unbewusst, unbemerkt und/oder leichtfertig unterlaufen und so zu Widersprüchen zwischen der Vortäuschung (z. B. eines Suizides) und der tatsächlichen Handlung führen.

Außergewöhnlich sind alle plötzlich und unerwartet eintretenden sowie alle gewaltsamen oder möglich gewaltsamen Todesfälle. Daraus folgt, dass wenn bei der Totenbeschau nicht mit hinreichender Sicherheit auf einen natürlichen Tod geschlossen werden kann, eine Obduktion zu veranlassen ist!

Was macht einen Todesfall außergewöhnlich/ungewöhnlich?

Auffällige Auffindungssituation und Leichenbefunde (z. B. Medikamentenschachteln im Umfeld der Leiche, auffällige Leichenlage, besondere Gerüche, unklare Wunden/Prellmarken/Hämatome …)

Ungewöhnliche Umstände/Orte (Tod in Arztpraxis bzw. Nähe zu ärztlichen Eingriffen/Maßnahmen, Nähe zu Gas- oder Stromquellen, in polizeilichem/medizinischem Gewahrsam – Wachzimmer, Gefängnis, Pflegeheim, Psychiatrie usw.)

Spezielle Personen („gesunde" Kinder, Schwangere, Prominente/Begüterte …)

Grundsätzlich als ungewöhnlich gelten: Faulleichen, plötzlich und unerwarteter Tod junger Menschen, Leichenfunde im Wasser oder menschenarmen Umgebungen …

Hinweise für einen nichtnatürlichen Tod

Der nichtnatürliche Tod ist auf ein von außen verursachtes, ausgelöstes oder beeinflusstes Geschehen zurückzuführen wie Unfälle, Suizide, Intoxikationen oder Tötungsdelikte. Ein Tod im Zusammenhang mit ärztlichen Maßnahmen ist dann als nichtnatürlicher Todesfall einzustufen, wenn ein sogenannter Behandlungsfehler vorliegt **und** dieser den Tod verursacht oder zumindest wesentlich dazu beigetragen hat. Daher sind zwei grundsätzliche Bedingungen gegeben:

1. ein Behandlungsfehler und
2. eine kausale Verknüpfung dieses Fehlers mit dem eingetretenen Tod.

Ein Behandlungsfehler setzt ein schuldhaftes Handeln voraus, das Rechtswidrigkeit und persönliche Vorwerfbarkeit beinhaltet.

Hinsichtlich der Kausalität kommt die Äquivalenztheorie zur Anwendung, d. h., der Tod wäre ohne das Ereignis nicht eingetreten – es kann die äußere Einwirkung **nicht** weggedacht werden, außer sie ist zeitlich sehr weit vorverlegt.

Erst die Zurechnung einer Rechtswidrigkeit, die individuell einer natürlichen oder juristischen Person vorgeworfen werden kann **und** eine Kausalität zum eingetretenen Tod darstellt, stellt ein Verschulden in unserem Rechtsverständnis dar.

Im Rahmen einer Totenbeschau oder Obduktion (v. a. im Spital) werden zumeist nur Hinweise auf ein derartiges Verschulden vorliegen. Somit gilt es, nicht nur entfernte, sondern **konkrete Hinweise** auf einen Tod infolge einer ärztlichen Maßnahme zu erfassen, ggf. zu dokumentieren und bei Bedarf Anzeige zu erstatten.

Welche möglichen, grundsätzlichen Hinweise gibt es?

1. Verletzungen
2. hellrote Totenflecke
3. nicht lagegerechte Totenflecke
4. Probierschnitte
5. auffälliger Geruch
6. auffälliges Umfeld
7. petechiale Blutungen im Gesichtsbereich: Haut, Augenbindehäute, Mundschleimhaut
8. Strangmarken
9. nichtiatrogene Punktionsstellen
10. Strommarken
11. regelwidrige Beweglichkeit des Thorax
12. unerwarteter Tod einer jungen Person

Im Spital sind Auffälligkeiten in der Krankengeschichte, im Decursus morbi, bei Medikamenten und deren Wirkungen ebenso bedeutsam. Hinweise auf einen nichtnatürlichen Tod ergeben sich zudem im Gespräch mit Kollegen, Pflege, Behörden usw. Letztlich sollte ein gesundes Gespür für Unklarheiten ausreichen, um eine bedachtere Vorgehensweise im Einzelfall zu wählen. Unter bedachter Vorgehensweise fällt auch, Asservate zu sichern, die bei Bedarf relevante Zusatzinformationen geben können, z. B. Blut, Mageninhalt, Urin, Galle, Gewebe (Gehirn, Lunge, Leber, Niere,

u. U. Muskel- und Fettgewebe), bei Bedarf Abstriche von relevanten Schleimhäuten. Hinsichtlich des Gewebes sollten sowohl Teile nativ gewonnen (ggf. einfrieren) als auch formalinfixierte Proben genommen werden, sodass neben histologischen auch molekularpathologische Untersuchungen möglich sind.

Die Leichenöffnung (Autopsie/Obduktion)

Hic mors vivos docet. Hier lehrt der Tod die Lebenden.

Der Wert einer Obduktion für den medizinischen Unterricht für Studierende sowie für Ärzte muss in seiner Wichtigkeit hervorgehoben werden, denn nur damit kann der Erfahrungsschatz bezüglich diverser Krankheitsbilder, insbesondere neuer oder unbekannter Erkrankungen, erworben werden. Dieser Umstand wirkt sich daher langfristig auf die Qualität der ärztlichen Tätigkeit aus.

Im 19. Jahrhundert wurde oftmals eine Obduktion verlangt, um den Scheintod auszuschließen. Während heute teils Patienten zu Lebzeiten teils deren Angehörige und auch prominente Personen oder deren umgebender Stab bekannt geben, keine Obduktion zu wollen, verlangten geradezu im 19. Jahrhundert die Menschen verschiedenster Provenienz eine Sektion.

Unter einer klinischen Obduktion oder Spitalsobduktion wird die Leichenöffnung von Pfleglingen verstanden, die in einer öffentlichen Krankenanstalt verstorben sind. Nach dem KAKuG ist diese bei unbekannter Todesursache, diagnostischen Unklarheiten, vorgenommenen operativen Eingriffen, öffentlichem oder wissenschaftlichem Interesse durchzuführen.

In der Prosektur eines Krankenhauses werden heute ca. 20–40 % der Verstorbenen obduziert, um gemäß gesetzlichem Auftrag den Grund des Ablebens zu ermitteln, diagnostische Unklarheiten zu klären oder bei stattgefundenen ärztlichen Eingriffen Nachschau zu halten. Oft werden die Verstorbenen nur einer Totenbeschau unterzogen, um einen Scheintod oder Fremdverschulden auszuschließen. Bei Verdacht auf Fremdverschulden wird allerdings Anzeige bei der zuständigen Behörde erstattet, die eine gerichtliche Leichenöffnung veranlassen kann. Bei dieser werden alle Veränderungen einer Leiche als Beweisobjekte für etwaige iatrogene Fehler dokumentiert.

Aufgaben der klinischen Obduktion

Im Folgenden soll kurz dargestellt werden, warum von fachlicher Seite eine Obduktion notwendig ist:

1. Überprüfung der Richtigkeit der klinischen Diagnose und der durchgeführten Behandlung
2. Grundlage für Krankheits- und Todesursachenstatistiken
3. Grundlage für eventuelle sanitätspolizeiliche oder gesundheitspolitische Maßnahmen (Infektionen, Erbkrankheiten etc.)
4. wissenschaftliche Aufgaben
5. medizinischer Unterricht für Studenten und Weiterbildung der Ärzte
6. Qualitätskontrolle ärztlicher Leistungen
7. iatrogene Veränderungen, Folgen der Intensivmedizin
8. Feststellen der Grundkrankheit und der Todesursache
9. Rückblick und Interpretation des Krankheitsverlaufs
10. Aufdeckung bisher unbekannter Erkrankungen beim Verstorbenen
11. Klärung klinischer Unklarheiten
12. Dokumentation ärztlicher Eingriffe mit Festhalten von Folgen
13. Erfassen von Therapieerfolgen/Therapieversagen
14. Sicherung von Gewebeproben zur histologischen oder molekularen Diagnose
15. Erkennen und Beschreiben neuer, unbekannter Krankheiten
16. Beschreibung neuer Krankheitsverläufe und -folgen
17. Aufdeckung und Erklärung von Komplikationen oder Fehlern
18. Aus- und Weiterbildung von Ärzten, Studenten, Pflegepersonal, medizinischen Assistenzberufen

Für die postmortale Diagnostik ist es u. U. notwendig, Gewebeteile zur Sicherung und/oder histologischen Erhebung der makroskopischen Diagnose zu entnehmen. Keinesfalls ist es in Österreich immer so – wie Marc Splisgardt behauptet –, dass stets „bei der klinischen Obduktion auch wichtige Organe entnommen werden und nicht mehr mit dem Leichnam beerdigt oder eingeäschert werden können". Ausnahmsweise werden mehrere Zentimeter große Organteile entnommen, eine Eventration und externe Asservierung gesamter Organe bzw. Organsysteme findet ohne diagnostische Bedeutung heute nicht mehr statt. In bestimmten Sonderfällen kann es aber indiziert sein, ein ganzes Organ zur weiterführenden Untersuchung zu entnehmen. Als Beispiel sei hier die Creutzfeldt-Jakob-Krankheit (CJD) genannt, bei der das gesamte Hirn vom Neuropathologen untersucht werden muss, um die Diagnose stellen zu können – und dies ist für die Hinterbliebenen als auch für das Gesundheitswesen im Allgemeinen von höchster Relevanz. Es sei deshalb hier vom Fachmann selbst nochmals betont, dass in der Regel *kleine* Gewebsstücke für weiterführende Untersuchungen ausreichen.

Im Vergleich dazu seien hier die Fragestellungen bei gerichtsmedizinischen Obduktionen kurz angeführt.

Aufgaben der gerichtsmedizinischen Obduktion

Die Gerichtsmedizin (AT) bzw. die Rechtsmedizin (D und CH) hat wie die Pathologie ein breit gefächertes Aufgabengebiet, das sich in Methodik und Teilbereichen miteinander verschränkt. Die Makromorphologie an der Leiche stellt einen wesentlichen Aspekt des Fachbereiches der Gerichtlichen Medizin dar, der auch forensische Aufgaben der Traumatologie, Thanatologie, Verkehrsmedizin, Toxikologie, Anthropologie, Molekularbiologie, Versicherungsmedizin, Kriminalistik, ärztliche Rechts- und Standeskunde beinhaltet. Kurz sollen an dieser Stelle die Aufgaben einer gerichtsmedizinischen Obduktion gelistet werden, die im Wesentlichen zur Feststellung folgender Fakten dient:

1. Todesursache
2. Grundkrankheit
3. Todesart
   a) natürlicher Tod
   b) nichtnatürlicher Tod
   c) ungeklärt, weil nicht feststellbar
4. Anhaltspunkte für Fremdverschulden
   a) Dokumentation, Beweissicherung im Dienst der Strafverfolgung
5. Rekonstruktion des Geschehensablaufs
6. Identität
7. Liegezeit
8. Behandlungsfehler

Aufgaben der sanitätspolizeilichen Obduktion

Im Großteil Österreichs werden heute die sanitätspolizeilichen Obduktionen von Pathologen durchgeführt. Üblich ist aber auch, dass Gerichtsmediziner diese durchführen. Verstirbt also eine Person außerhalb eines allgemein-öffentlichen Krankenhauses, so kann von der zuständigen Gesundheitsbehörde eine Obduktion zur Klärung der Todesursache veranlasst werden.

Grundsätzlich ist der Ablauf der Obduktion der gleiche wie bei einer Spitalsobduktion. Hinsichtlich der begleitenden Umstände, die es einzuschätzen gilt, ist der Pathologe aber gefordert, einschlägige Fachkenntnisse zu besitzen oder diese zu akquirieren. Die Herausforderung besteht im Ausschluss eines potenziellen Fremdverschuldens gerade bei spurenarmen Delikten, denn das berühmte Messer im Rücken wird wohl schon bei der ersten kriminalpolizeilichen Erhebung auffallen.

In Hinblick auf den natürlichen Tod ist daher der Pathologe geradezu prädestiniert – hinsichtlich des nichtnatürlichen, ggf. gewaltsamen Todes erfährt seine Expertise allerdings eine Einschränkung. Während Wissen erworben werden kann, ist es nicht allen Pathologien möglich, auch adäquate weiterführende Untersuchungen selbst zu erledigen. Am häufigsten wären hier die toxikologischen Analysen zu nennen, die aber gut in forensischen Labors in Auftrag gegeben werden können. Nur, ob es die auftraggebende Behörde bezahlt, ist eine andere Frage. Daher sollte in fraglichen Fällen mit der Polizei/Staatsanwaltschaft Kontakt aufgenommen und die Situation besprochen werden.

Die sanitätspolizeiliche Obduktion dient in erster Linie der Feststellung der Todesursache und der Erfassung anzeigepflichtiger Krankheiten, um ggf. Vorsorgemaßnahmen im Allgemeinen oder unmittelbar bei Lebenden zu treffen, z. B. Tuberkuloseausschluss bei potenziell infizierten Personen, die mit dem Verstorbenen Kontakt hatten.

2 Grundlegende Rechtsnormen der Autopsie

Der folgende Abschnitt dient zur Auflistung und kurzen Besprechung der bestehenden Rechtsnormen im Bereich des Obduktionswesens im Tätigkeitsfeld der Pathologie.

Wie vorher angeführt sind dies die sanitätspolizeiliche sowie die klinische Obduktion (Spitalsobduktion). Beide werden oftmals verwechselt, weil sie grundsätzlich zwar ähnlich in Ausführung und Fragestellung, dennoch legistisch anders gefasst sind.

Während die Spitalsobduktion – und dies lässt sich aus dem Synonym mit dem Wortteil „Spital" leicht erkennen – an Verstorbenen in einer Krankenanstalt durchgeführt wird, ist die sanitätspolizeiliche Obduktion im extramuralen Bereich zu finden. Allerdings ist gemäß den Bestimmungen der verschiedenen Landesbestattungsgesetze eine geeignete Räumlichkeit wie eine Spitalsprosektur zu wählen. Somit werden zumeist sanitätspolizeiliche und klinische Obduktion am gleichen Ort durchgeführt.

Spitalsobduktion

Die Spitalsobduktion ist in Österreich bundesweit im §25 KAKuG statuiert.

„§25 (1): Die Leichen der in öffentlichen Krankenanstalten verstorbenen Pfleglinge sind zu obduzieren, wenn die Obduktion sanitätspolizeilich oder strafprozessual angeordnet worden oder zur Wahrung anderer öffentlicher oder wissenschaftlicher Interessen, insbesondere wegen diagnostischer Unklarheit des Falles oder wegen eines vorgenommenen operativen Eingriffes, erforderlich ist."

Abs. (2) und (3) besagen, „wenn keiner der erwähnten Fälle vorliegt, und der Verstorbene nicht schon zu Lebzeiten einer Obduktion zugestimmt hat, dann darf eine solche nur mit **Zustimmung der nächsten Angehörigen** vorgenommen werden (Ausnahme: Entnahme von Leichenorganen für Transplantationszwecke). Über jede Obduktion ist eine Niederschrift aufzunehmen und entsprechend zu verwahren."

Von jeder Obduktion muss gemäß §25 KAKuG ein entsprechender Obduktionsbericht verfasst werden, dessen Kenntnis sowie alle Wahrnehmungen, die bei Obduktionen getroffen werden, unterliegen dem ärztlichen Berufsgeheimnis nach §54 des ÄrzteG, das den Arzt zur Wahrung der ihm in seiner Berufseigenschaft anvertrauten oder bekanntgewordenen Geheimnisse verpflichtet. Diese Schweigepflicht gilt insbesondere auch für seine Gehilfen (Pflegepersonal, medizinisch-technischer Dienst, Prosekturgehilfen und auch für Studenten der Medizin). Es ist somit untersagt, Wahrnehmungen oder Diagnosen mit einer Person identifizierbar zu machen. Die vorsätzliche oder fahrlässige Verletzung des Berufsgeheimnisses ist strafbar! Durchaus erlaubt ist also, über bestimmte Organveränderungen ohne Namen der autopsierten Person zu sprechen. Allerdings über die Erkrankungen des Apothekers in der Heimatgemeinde zu reden, wäre eine Verletzung der Schweigepflicht, denn aufgrund der Berufsbezeichnung ist die Person durchaus identifizierbar.

Somit besteht in Österreich die prinzipielle Möglichkeit, jeden Verstorbenen in öffentlichen Krankenanstalten auch allein aus wissenschaftlichen Gründen zu obduzieren – und dies unabhängig religiöser Vorstellungen und individueller Wünsche der Hinterbliebenen. Diese dominante Gewichtung der wissenschaftlichen Interessen des §25 KAKuG gegenüber jenen der Hinterbliebenen und des Patienten zu Lebzeiten wird teilweise in Hinblick auf die Biomedizinkonvention des Europarates als problematisch angesehen, was sich jüngst in einer Beschwerde am Europäischen Gerichtshof für Menschenrechte äußert. Damit beschäftigt sich aktuell auch eine Dissertation am Institut für Staats- und Verwaltungsrecht in Wien (Exposé S. Barton/Doz. Dr. W. Wessely). Der Leichnam ist daher in öffentlichen Krankenanstalten Österreichs grundsätzlich in Verfügungsgewalt des Staates und unterliegt damit nur eingeschränkt der Privatautonomie. Dieses Spannungsverhältnis schlägt sich ebenso in der täglichen Routine nieder und soll später diskutiert werden. Nach der letzten Novelle des KAKuG sind Obduktionen in privaten Krankenanstalten gemäß § 40 Abs. 1 durchzuführen, wenn diese wegen diagnostischer Unklarheiten des Falles oder wegen eines vorgenommenen operativen Eingriffes erforderlich sind. Ebenso muss eine geeignete Räumlichkeit vorliegen, wenn vor Ort obduziert werden soll.

Gemäß dem bundesstaatlichen Prinzip der österreichischen Verfassung ist die Gesetzgebung des Gesundheitswesens Bundessache – gemäß der Kompetenzverteilung nach Art. 10 Abs. 1 Z 12 Bundesverfassungsgesetz (BV-G) – allerdings mit Ausnahme des Leichen- und Bestattungswesens. In Art. 118 Abs. 3 Z 7 BV-G ist der Wirkungsbereich der Gemeinde in Angelegenheiten des Leichen- und Bestattungswesens ein vom Bund bzw. Land übertragener. Gemäß Art. 15 BV-G (1) gilt, „soweit eine Angelegenheit nicht ausdrücklich durch die Bundesverfassung der Gesetzgebung oder auch der Vollziehung des Bundes übertragen ist, verbleibt sie im selbständigen Wirkungsbereich der Länder" – was im Bereich der Obduktionen sowie dem Leichen- und Bestattungswesen auf die neun Bundesländer Österreichs zutrifft. Damit normieren alle Bundesländer ihre eigenen KAG aufbauend auf dem KAKuG des Bundes. Hinsichtlich des Obduktionswesens finden sich in den KAG weitgehend wortgleiche Normen mit dem Bundesgesetz.

Leider gibt es teilweise nicht exakt ausformulierte Bereiche wie die Aufbewahrungspflicht der Obduktionsniederschrift.

Für das Burgenland z. B. gilt gemäß § 53 Bgld KAG, dass die Niederschrift der Obduktion in die Krankengeschichte aufzunehmen ist und eine Verwahrungspflicht für mindestens 30 Jahre besteht. Für jene Bestandteile der Krankengeschichte, deren Beweiskraft nicht 30 Jahre hindurch hält, gilt eine Verwahrungszeit von mindestens 10 Jahren.

Die Norm(en) gehen hier meist nur auf die Niederschrift per se ein; offen bleibt, inwieweit Gewebematerialien, die im Rahmen der Obduktion entnommen wurden, auch dieser Aufbewahrungspflicht unterliegen. An sich ja! Denn wenn haftungsrechtlich dem Pathologen der Vorwurf einer fehlerhaften Befundung erhoben wird, erfolgt bei fehlender Archivierung der Gewebe eine Beweislastumkehr. Somit muss sich dieser nun gegenüber den Anschuldigungen freibeweisen. Ohne archivierte Gewebeschnitte oder entsprechende Gewebeblöcke, die von einem Gutachter nachuntersucht werden können, wird dies schwierig sein. Das Gewebe ist als solches ein objektives Beweismittel, das von einem Sachverständigen zur Prüfung herangezogen werden kann, ob der erhobene Befund korrekt und die Diagnose richtig abgeleitet wurden. Daher obliegt es der Krankenanstalt, auch in ihrer Fürsorgeverpflichtung gegenüber den angestellten bzw. bediensteten Pathologen für die Verwahrung der Schnitte und Blöcke zu sorgen. Ebenso verhält es sich aber mit der Verwendung solcher Gewebeblöcke für andere Zwecke wie der wissenschaftlichen Untersuchung potenzieller prospektiver oder prognostischer Marker. In dieser Situation muss immer gewährleistet sein, dass die diagnostischen Gewebe archiviert bleiben und ausreichend Material zur Nachbefundung zur Verfügung steht. Es gilt der hierarchische Grundsatz: Beweissicherung vor wissenschaftlichem Interesse. In schwierigen bzw. unklaren Fällen ist es ratsam, den Rat eines Ethikkomitees oder sogar den Spruch einer Ethikkommission einzuholen. Denn unter bestimmten Umständen ist der *informed consent* des Patienten notwendig.

Sanitätspolizeiliche Obduktion

Hierbei handelt es sich um eine Leichenöffnung, die i. d. R. einem Todesfall außerhalb eines Krankenhauses gilt. Gemäß KAKuG fällt die Zuständigkeit bei Sterbefällen in der Krankenanstalt nur bei deren Pfleglingen der Abteilung für Pathologie zu. Hier eröffnet sich die Frage, wann jemand ein Pflegling ist. Klar ist, dass alle stationären und ambulanten Patienten solche sind. Personal und Besucher sind dies primär nicht, wobei aber auch diese Personen plötzlich und unerwartet von einer u. U. lebensbedrohlichen Erkrankung innerhalb des Spitalsgeländes betroffen sein können. Falls nun eine Person (Nichtpflegling, d. h. Mitarbeiter, Besucher usw.) tot am Gelände bzw. im Gebäude einer Krankenanstalt aufgefunden wird, ist dieser Todesfall grundsätzlich als „extramural" zu bewerten und die landeseigenen Normierungen (Leichen- und Bestattungsgesetze) anzuwenden. Kann hingegen ein alarmiertes, spitalsinternes Notfallteam eingreifen und erste medizinische Maßnahmen setzen, so ist meines Erachtens der Betroffene in dieser Akutsituation Pflegling der Krankenanstalt geworden – auch wenn keine vorherige reguläre Aufnahme als Spitalspatient durchgeführt wurde. Diese Situation ist daher analog zu jenen der üblichen Notfallaufnahme. Als Pflegling ist im Todesfall daher das KAKuG bzw. das einschlägige Landes-KAG anzuwenden. Ein Spezialfall ist die Toteinlieferung bzw. *death on arrival,* wobei im Rettungsfahrzeug oder Helikopter die Reanimationsmaßnahmen bis zur Krankenhauseinlieferung fortgesetzt werden. Innerhalb des Spitals wird dann geklärt, ob die Person bereits verstorben ist oder die medizinische Versorgung weitergeführt wird. Derartige Sterbefälle werden von der Krankenhauspathologie übernommen, auch wenn mögliches Fremdverschulden z. B. nach einem Verkehrsunfall besteht. Liegt keine Notwendigkeit für eine gerichtliche Leichenöffnung vor, so sind diese Toten jedenfalls einer Obduktion in der Spitalsprosektur zuzuführen, da praktisch immer die Todesursache ungeklärt ist. Für mich sind diese Autopsien *unechte* sanitätspolizeiliche Obduktionen. Unecht deswegen, weil kein schriftlicher Auftrag der Gesundheitsbehörde zu der Obduktion geführt hat – allerdings ist die Aufgabenstellung ident mit der sanitätspolizeilichen.

Der übliche extramurale Ablauf ist derart, dass Einsatzkräfte wie Rettung, Polizei und Feuerwehr mit einem Leichnam konfrontiert werden. Während die Aufgabe des Notarztes die Todesfeststellung umfasst, ermittelt die Polizei hinsichtlich eines Fremdverschuldens.

Gerichtliche Obduktion

Gemäß Sicherheitspolizeigesetz (SPG § 66 (1) werden erste erkennungsdienstliche Maßnahmen an Leichen durchgeführt: „Wenn die Identität eines Toten nicht feststeht, sind die Sicherheitsbehörden ermächtigt, sie durch erkennungsdienstliche Maßnahmen an der Leiche festzustellen."

Sofern die Vermutung oder Gewissheit einer Straftat besteht, wird gemäß StPO § 128 ein Arzt und die Staatsanwaltschaft verständigt, die ggf. eine gerichtliche Obduktion veranlassen:

„§ 128 (1) Sofern nicht ein natürlicher Tod feststeht, hat die Kriminalpolizei einen Arzt beizuziehen und grundsätzlich am Ort der Auffindung die äußere Beschaffenheit der Leiche zu besichtigen, der Staatsanwaltschaft über das Ergebnis der Leichenbeschau zu berichten und dafür zu sorgen, dass die Leiche für den Fall der Obduktion zur Verfügung steht.

(2) Eine Obduktion ist zulässig, wenn nicht ausgeschlossen werden kann, dass der Tod einer Person durch eine Straftat verursacht worden ist. Sie ist von der Staatsanwaltschaft anzuordnen, die mit der Durchführung eine Universitätseinheit für Gerichtliche Medizin oder einen Sachverständigen aus dem Fachgebiet der Gerichtsmedizin, der kein Angehöriger des wissenschaftlichen Personals einer solchen Einrichtung ist, zu beauftragen hat."

Somit steht fest, dass hier die Gerichtsmedizin tätig wird. Daher – wie in der Einleitung erwähnt – ist auch bei einem Sterbefall im Krankenhaus gemäß KAuKG §25 und gemäß ÄrzteG §54 (4) nach erfolgter Anzeige wegen potenziellen Fremdverschuldens eine gerichtliche Obduktion indiziert und wird nach Beauftragung durch die Staatsanwaltschaft von einem Gerichtsmediziner durchgeführt. Wie oben erwähnt, kann der Zeitpunkt eines Verdachtes auf Fremdverschulden vor, während oder nach einer Spitalsobduktion dem Obduzenten gewahr werden. Sinnvoll erscheint jedenfalls, bei aufkeimender Vermutung eines nichtnatürlichen Todes im Vieraugenprinzip vorzugehen und damit mit einem zweiten Facharzt die Autopsie gemeinsam vorzunehmen. Selbstverständlich sollte eine Fotodokumentation angeschlossen werden. Bei konkretem Verdacht auf Fremdverschulden müssen die Obduktion abgebrochen und unverzüglich die nächste Polizeiinspektion informiert werden. Die Leiche wird dann von der Staatsanwaltschaft als Beweismittel beschlagnahmt.

Liegt bei einem Sterbefall außerhalb des Krankenhauses kein Verdacht auf eine Straftat vor, ist aber die Todesursache unklar oder eine Obduktion aus Gründen der öffentlichen Gesundheitsvorsorge notwendig, ist diese gemäß den einschlägigen Normen der Länder von den jeweiligen Gesundheitsbehörden zu veranlassen. Die Zuständigkeit der Länder resultiert aus der verfassungsrechtlichen Kompetenzverteilung gemäß Art. 10 Abs. 1 Z 12 B-VG, in der dem Bund im Bereich des Gesundheitswesens die Grundsatz- und Vollziehungsgesetzgebung übertragen wird. Allerdings ist davon u. a. das Bestattungswesen ausgenommen. Somit kommt subsidiär die Generalklausel des Art. 15 Abs. 1 B-VG zur Anwendung, die bei fehlender Zuordnung die gegenständliche Rechtsmaterie der Landeskompetenz zuordnet. Zusätzlich wird auch ein eigener Wirkungsbereich für die Gemeinden unter Art. 118 (3) B-VG statuiert, die für die örtliche Gesundheitspolizei, insbesondere für das Leichen- und Bestattungswesen, Sorge zu tragen haben. Damit sind Vorschriften hinsichtlich der Grabstätten, deren Lage, Benützung, Pflege usw. gemeint.

Spezielle Hinweise auf unklare gesetzliche Formulierungen

Person des Obduzenten

Oftmals kann in den einschlägigen Rechtsnormen eine gewisse Verallgemeinerung des Obduzenten gefunden werden, die fachlich abzulehnen ist. Manche Ländermaterien sprechen nur von einem Arzt, ohne auf die Notwendigkeit einer Facharztqualifikation für Pathologie oder gerichtliche Medizin hinzuweisen. Gewiss ergibt sich aus § 2 Abs. 2 Z 8 ÄrzteG, dass nur ein Arzt, der allein zur Ausübung der Heilkunde berechtigt ist, auch Leichenöffnungen durchführen darf. Dennoch ist auch normativ zu berücksichtigen, dass die heutige Spezialisierung soweit gediehen ist, dass nur Fachärzte für klinische Pathologie im Bereich der Spitals- und der sanitätspolizeilichen Obduktionen und die Fachärzte für gerichtliche Medizin die gerichtlichen und sanitätspolizeilichen Leichenöffnungen durchführen sollten und dass eigentlich nur sie dies nach Berufsrecht auch dürfen. Berufsrechtlich kommt hier § 31 (3) ÄrzteG zur Anwendung, da Folgendes gilt:

„(3) Fachärzte haben ihre fachärztliche Berufstätigkeit auf ihr Sonderfach zu beschränken."

Allerdings gilt diese Beschränkung den Fachärzten, sodass Ärzte für Allgemeinmedizin berufsrechtlich nicht unter diese Bestimmung subsumiert werden können. Ferner unterliegt die Zeugniserstellung, zu der die amtliche Beurkundung der Todesursache zählt, dem § 55 ÄrzteG, der besagt:

„§ 55 Ein Arzt darf ärztliche Zeugnisse nur nach **gewissenhafter ärztlicher Untersuchung** und nach genauer Erhebung der im Zeugnis zu bestätigenden Tatsachen **nach seinem besten Wissen und Gewissen** ausstellen" (Hervorhebungen vom Autor).

Wie sich aus den fett hervorgehobenen Satzteilen und auch aus dem § 4 Gesundheitsqualitätsgesetz (GQG) ableiten lässt, ist ein besonderer Qualitätsmaßstab für Tätigkeiten der Gesundheitsberufe im Besonderen der Ärzteschaft gefordert. Es entspricht auch der gängigen Rechtsprechung (RSp), die immer den Sorgfaltsmaßstab der ärztlichen Tätigkeit auf eine Vorgehensweise lege artis abstellt, also auf den gegenwärtigen Stand des Wissens und der Erfahrung.

Allein daraus wird ersichtlich, dass die alleinige Berechtigung zur ärztlichen Berufsausübung bei Weitem nicht für die Ausführung von Leichenöffnungen ausreicht. Die weiter oben angesprochene – auch verfassungsrechtlich m. E. nicht korrekte – unzureichende Determinierung fordert daher seitens fachlicher als auch juridischer Überlegungen eine Präzisierung der einschlägigen Normen.

Herzstich bzw. operative Eingriffe an der Leiche

Absolut bemerkenswert empfindet der Autor dieser Zeilen den Umstand, dass noch 2012 in den Bundesländern Oberösterreich (§ 13 Abs. 1 OÖ LeichenbestattungsG), Salzburg (§ 13 Abs. 2 Sbg Leichen- und BestattungsG), Steiermark (§ 15 Abs. 2 Stmk LeichenbestattungsG), Tirol (§ 31 Abs. 2 Tir GemeindesanitätsdienstG) und Vorarlberg (§ 14 Vlbg BestattungsG) über Eingriffserweiterungen und -veränderungen der Obduktion die Rede war. Zu diesen zählen der Herzstich, die Aderöffnung und andere operative Eingriffe. Der hier erwähnte Herzstich ist gänzlich obsolet und sollte in keinen normativen Regelungen noch Erwähnung finden. Die Sinnhaftigkeit des Herzstiches lag in der Gewissheit, dass ein potenziell Scheintoter durch diesen Herzstich entlarvt würde bzw. die Existenz eines Untoten vermieden werden sollte. Ersteres stellt eine der schwersten Straftaten dar, die unsere Gesetzgebung kennt, nämlich die Tötung auf Verlangen – der Herzstich wurde immer auf Ersuchen der Hinterbliebenen durchgeführt. Die Vermeidung von Vampirismus und Wiedergängern ist wohl in der Moderne des heutigen naturwissenschaftlich aufgeklärten Zeitalters keine Rationale für eine normative Regelung.

Die Aderöffnung macht aber hingegen Sinn, da sie für die Einbalsamierung von Nöten und ein Teil thanatopraktischer Maßnahmen ist, die u. U. auch Bestatter ausführen. Ebenso könnten die in den Normen genannten anderen operativen Eingriffe im Sinne thanatopraktischer Tätigkeiten verstanden werden. Genauso könnten aber auch Übungsoperationen damit gemeint sein. Allemal sind diese Begriffe in diesem Zusammenhang nicht ausreichend determiniert und sollten exakter präzisiert werden, um den handelnden Ärzten Gewissheit zu geben.

Exkurs: Herzstich und Thanatopraxie

Im 18. und 19. Jahrhundert war die größte Furcht, nach der Beerdigung im Sarg aufzuwachen. Diese menschliche Urangst (Taphephobie, die Grabesfurcht) war ein Massenphänomen, das gerade in den Jahren großer Epidemien und Seuchen durch einschlägige Erfahrungen bestärkt wurde. Einerseits waren die Todeszeichen, auf die sich Ärzte des 18. Jahrhunderts verlassen mussten, recht trügerisch. Dem Toten wurde ein Spiegel vor dem Mund gehalten und beobachtet, ob sich dieser durch den Atem beschlägt. Federn oder Kerzen vor Mund und Nase sollten den Lebenshauch anzeigen. Ein Wasserglas auf dem Brustkorb sollte minimale Thoraxbewegungen erkenntlich machen. Andererseits waren Ärzte bei der Feststellung des Todes bei den sehr zahlreichen Todesfällen in Seuchenzeiten auch hoffnungslos überlastet. So konnte es durchaus vorkommen, dass nicht alle Leichen untersucht wurden. Die Wiener Legende vom „lieben Augustin", der als betrunkener Dudelsackspieler als vermeintliche Leiche im Massengrab landete, zeugt davon. Heute wissen wir, dass Leben auf Sparflamme – die Vita minima – Ursache für den Scheintod ist, der aber durch moderne Diagnosemethoden praktisch nicht mehr vorkommt.

Damit war das Herzstichstilett fixer Bestandteil jeder ordentlich gepackten Arzttasche. Dieses leicht gekrümmte Stilett (Abb. 7) diente zum Stich durch den Thorax in das Herz. Gab es zunächst noch Zweifel, ob der vermeintlich Tote am Leben sei, wurde mit teils kuriosen Wiederbelebungsmaßnahmen getestet, wie dem Reizen der Nase mit Pfeffer, Niespulver oder Knoblauchsaft. Mit einem Federkiel oder einem spitzen Bleistift wurde versucht den Würgereflex auszulösen. Auch den Gedärmen wurde mit brennend scharfen Einläufen zu Leibe gerückt. Das Ritzen der Fußsohlen mit dem Rasiermesser, deren Behandlung mit glühendem Eisen, auch siedendes Kerzenwachs auf die Stirn oder lange Nadeln unter die Zehennägel galten neben einem rot glühenden Schürhaken in den Anus als zeitgemäße Methoden zur Todesdiagnose.

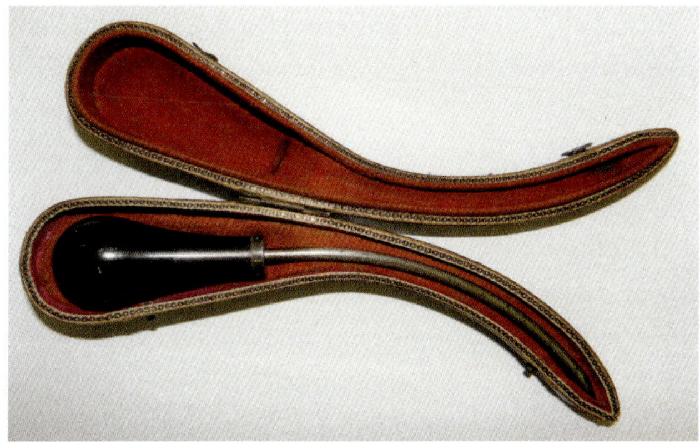

Abb. 7: Herzstichstilett (pathologisch-anatomisches Bundesmuseum MN28.136)

Geschichten über Stöhnen aus dem Sarg, abnorm verdrehte Skelette, Kratzer an der Innenseite des Sargdeckels und deren Holzsplitter unter den Fingernägeln der Leichen kündeten für die damaligen Menschen von der Panik und Verzweiflung von Scheintoten im Todeskampf. Heute werden diesen Phänomenen natürliche Ursachen wie die übliche Zersetzung, Tierfraß und dgl. zugeordnet. Einst formulierte sarkastisch der berühmte Schauspieler und Dramatiker Johann Nepomuk Nestroy (1801–1862) in seinem Testament: „Das Einzige, was ich beym Tode fürchte, liegt in der Idee der Möglichkeit des Lebendigbegrabenwerdens ... Die medizinische Wissenschaft ist leider noch in einem Stadium, dass die Doctoren – selbst wenn sie einen umgebracht haben – nicht einmal gewiss wissen, ob er todt ist. ... Wie schön war dagegen das Verbranntwerden ... wo die Substanzen in die freyen Lüfte verdampfen, und die Asche in einer schönen Urne bey den zurückgelassenen Angehörigen in einem netten Kabinettchen stehen bleiben konnte ..." Um diesem grausamen Schicksal – nämlich lebendig begraben zu werden – zu entgehen, testierte Nestroy, nach seinem Tod solle ihm ein Dolch ins Herz gestoßen werden. So war der Herzstich oder das Öffnen der Pulsadern bis an den Beginn des 20. Jahrhundert eine übliche Methode der Todesbestätigung durch den Arzt. Nachdem der behandelnde Arzt den Eintritt des Todes feststellte, bestätigte der amtliche Totenbeschauer das Ableben. Zuletzt vollzog ein dritter Arzt gegen Honorar den Herzstich.

Die Thanatopraxie oder Thanatopraxis (von griech. θανατος, „Tod", zugleich Thanatos, Gott des Todes in der griechischen Mythologie, und πραξια, „Handwerk"), umfasst jene Tätigkeiten, die für die ästhetische und hygienisch einwandfreie Aufbahrung eines Verstorbenen notwendig sind. Im Speziellen werden unter dem Begriff der Thanatopraxie Leistungen bezeichnet, die über die übliche hygienische Totenversorgung in einer Prosektur (Waschen, Ankleiden, Frisieren, Rasieren, Schminken) hinausgehen. Dies sind vor allem eine optische ansehnliche Wiederherstellung bei entstellten Unfallopfern und das Einbalsamieren (Leichenkonservierung) zum Zweck der Überstellung ins Ausland, der Aufbahrung im offenen Sarg über einen längeren Zeitraum (z. B. bei Prominenten) und/oder in einem öffentlichen Gebäude (Kirche, Rathaus etc.). Ausführende sind zumeist Bestatter, die eine zusätzliche Ausbildung zum qualifizierten Thanatopraktiker oder Thanatologen absolvierten. Durch die Thanatopraxie wird jedenfalls eine pietätvolle Verabschiedung am offenen Sarg für die Hinterbliebenen psychisch erleichtert.

Zum Aufgabengebiet der Thanatopraxie zählen

1. die hygienische Totenversorgung;
2. die Verzögerung der Verwesung durch Einbalsamierung, bei der das Blut durch einen verwesungshemmenden Wirkstoff (meist Formalin) ersetzt wird;
3. die Wiederherstellung eines ästhetischen Erscheinungsbildes des Verstorbenen, besonders nach äußerer Gewalteinwirkung bei Unfalltod oder auch bei mutilierenden Krankheiten, unter Verwendung einer speziellen kosmetischen Behandlung;
4. die Herstellung von Totenmasken.

So wird klar, dass in der Praxis das neue Tätigkeitsfeld der Thanatopraxie weit bedeutungsvoller ist als der Herzstich.

*****

Zum Beispiel hat auch das Burgenland der Thanatopraxie Raum gegeben, wobei dieser neue Arbeitsbereich in der 2007 durchgeführten Änderung des Burgenländischen Leichen- und Bestattungswesengesetzes Berücksichtigung fand.

„§ 16a Bestimmungen über Thanatopraxie

(1) Unter Thanatopraxie ist die Aufbereitung einer Leiche zum Zweck der pietätvollen Abschiednahme zu verstehen, insbesondere die Verzögerung der Autolyse (Verwesung) und die rekonstruktiven Arbeiten zB an Unfalltoten sowie die Wiederherstellung der optisch-ästhetischen Erscheinung von Verstorbenen. Die Würde und Pietät der Verstorbenen ist zu wahren.

(2) Eine thanatopraktische Behandlung darf nur von gewerberechtlich befähigten Personen in geeigneten Räumen durchgeführt werden.

(3) Eine thanatopraktische Behandlung bedarf keiner behördlichen Bewilligung. Sie darf jedoch erst nach erfolgter Totenbeschau und nur dann vorgenommen werden, wenn eine diesbezügliche Willenserklärung der oder des Verstorbenen oder das Einverständnis der nahen Angehörigen (§ 12 Abs. 3) vorliegt. Zur Auftragserteilung zur thanatopraktischen Behandlung sind lediglich die nahen Angehörigen der oder des Verstorbenen berechtigt. Die Durchführung einer thanatopraktischen Behandlung ist am Totenbeschaubefund zu vermerken.

(4) Die Überführung einer Leiche zum Zweck der Durchführung einer thanatopraktischen Behandlung ist weder anzeige- noch bewilligungspflichtig. Der Transport einer Leiche zum Zweck der Durchführung einer thanatopraktischen Behandlung darf in einem Sanitätssarg erfolgen.

(5) Wenn während der thanatopraktischen Behandlung Feststellungen gemacht werden, die eine von der Staatsanwaltschaft anzuordnende oder sanitätspolizeiliche Obduktion geboten erscheinen lassen, ist die thanatopraktische Behandlung zu unterbrechen und die zuständige Behörde unverzüglich auf dem kürzesten Weg zu verständigen."

3 Spezielle Rechtsfragen in der Praxis

Totenbeschau

Während die Totenbeschau im Krankenhaus mit einem Institut für Pathologie dem Vieraugenprinzip (Stationsarzt + Pathologe) unterliegt, ist dies in Krankenanstalten ohne Pathologie von den örtlichen Maßnahmen bestimmt, ob rechtskonform oder eher fragwürdig mit der Totenbeschau umgegangen wird. Öffentliche Spitäler, die lediglich eine Prosektur aufweisen, werden zumeist von einer nahe gelegenen Pathologie mitbetreut. So wird der eingetretene Tod vom Stationsarzt festgestellt und ein visitierender Pathologe nimmt die Totenbeschau bzw. ggf. eine Obduktion vor. Diese Vorgehensweise ist analog zu jenen Krankenhäusern, wo die Pathologie vor Ort ist. Fragwürdig erscheint mir, wenn der Stationsarzt zur Todesdiagnose auch die Leichenbeschau vornimmt. Dezidiert ist es in einzelnen Bundesländern ex lege dem behandelnden Arzt untersagt, auch die Totenbeschau vorzunehmen! Eine ähnliche Situation besteht ebenso extramural, wo der behandelnde Gemeindearzt im Ablebensfall auch seine Patienten beschaut. So ist gemäß dem rechtsstaatlichen Prinzip eine Totenbeschau durch einen ortsfremden ggf. amtlichen Leichenbeschauer gefordert. Die Qualifikation der Todesart ist eine sensible Weiche im Schnittbereich Gesundheitswesen und Rechtspflege. Deutsche Studien belegen, dass nur zwischen 42,6 und 81,8%

Übereinstimmung zwischen Totenbeschaubefund und Obduktionsergebnis besteht. Bei sterbend in ein Spital eingelieferten Patienten ohne adäquate Diagnostik wurden 33 % als natürlich verkannt. Gewaltsame Stürze und Vergiftungen waren in diesen falsch erkannten Diagnosen führend. So bescheinigen die deutschen Analysen, dass die Leichenschau in der Wohnung eine große, außerhalb der Wohnung eine geringe und im Krankenhaus eine mögliche Dunkelziffer aufweisen. Umso mehr sind auch bei der Totenbeschau amtliche standard operating procedures (SOPs) erforderlich und eine adäquate Schulung der Totenbeschauärzte unerlässlich!

Die nicht korrekte Erfassung eines nichtnatürlichen Todesfalls ist auch einer der wesentlichen Gründe, warum die Obduktionsfrequenzen so deutlich sinken. Die Kriminologin Katharina Beclin der Universität Wien betont sogar, dass ebenso Morde schlicht übersehen werden. „Es wurden etwa 13.000 Fälle untersucht, die an sich schon abgeschlossen waren aufgrund der Todesursachendiagnose durch Mediziner, die nicht konkret eine gerichtsmedizinische Ausbildung hatten. Und von diesen 13.500 waren aber 800 Fälle definitiv, wo teilweise sogar auffällige Hinweise waren, dass ein Mord oder Totschlag dahintersteckt", wird Beclin vom Österreichischen Rundfunk (ORF) zitiert. Auch der Präsident der Österreichischen Gesellschaft für Gerichtsmedizin Walter Rabl bestätigt dies. „Irgendein zufälliger Aspekt taucht dann auf, und dann beginnt man zu untersuchen, und letztendlich stellt sich dann heraus: Da haben wir ein Tötungsdelikt", so Kollege Rabl.

Privat versus Staat

Wie vorher angesprochen besteht im Obduktionsrecht ein gewisses Spannungsverhältnis zwischen privatrechtlicher und staatlicher Verfügungsgewalt hinsichtlich des Leichnams bzw. auch bezüglich einzelner Leichenteile. Im extramuralen Bereich ist eine Obduktion gemäß § 25 KAKuG angezeigt, wenn diese sanitätspolizeilich oder durch die Staatsanwaltschaft angeordnet worden ist. Dieses hoheitliche Vorgehen mit Imperium wird allgemein anerkannt. Dies insbesondere auch in Bevölkerungsgruppen, die eine Obduktion aus religiösen oder anderen Gründen nicht akzeptieren wollen, obgleich die Indikation für sanitätspolizeiliche Leichenöffnungen im Alltag auch vonseiten der Behörde bzw. Totenbeschauärzte unterschiedlich verstanden wird. Dennoch regt sich u. U. Widerstand bei Hinterbliebenen, die eine Obduktion als pietätlosen

Eingriff in den Körper ihres Angehörigen empfinden. Abseits der rechtsmedizinischen Notwendigkeit ist der Gegenwind am stärksten bei klinischen Obduktionen zu erfahren. Wie in den österreichischen Rechtsnormen z. B. dem § 25 KAKuG als Grundlage und den einzelnen Landesbestattungs- und Leichengesetzen ausgeführt, ist damit eine erweiterte Zustimmungslösung statuiert. Unter diesen rechtlichen Prämissen liegen konkrete Rechtfertigungsgründe für die Verletzung der Integrität des Leichnams vor, die sonst gemäß § 190 StGB als Störung der Totenruhe tatbestandsmäßig wäre.

Ein Blick über die Grenzen zeigt, dass die Schweiz das Biomedizinübereinkommen des Europarates (Menschenrechtskonvention zur Biomedizin; MRB) unterzeichnet und ratifiziert hat. In diesem regelt Art. 21 MRB, dass menschliche Körper und Teile eines solchen nicht zur Erzielung eines finanziellen Gewinns verwendet werden dürfen. In Art. 22 MRB wird die Notwendigkeit der Einwilligung und Information bei Entnahmen aus einem menschlichen Körper verlangt. Österreich hat dieses völkerrechtliche Übereinkommen meines Wissens bislang nicht ratifiziert. Das Gewebesicherheitsgesetz (GSG) greift grundsätzlich die Thematik auf, beschränkt den Geltungsbereich im § 1 GSG (1) auf Gewebe, die zur Verwendung am Menschen dienen – die Verwendung von Organen regelt in Österreich das Bundesgesetz über die Transplantation menschlicher Organe (Organtransplantationsgesetz, OTPG). Die Vorschriften für die Verwendung von Zellen und Geweben sind hingegen im Bundesgesetz über die Festlegung von Qualitäts- und Sicherheitsstandards für die Gewinnung, Verarbeitung, Lagerung und Verteilung menschlicher Zellen und Gewebe zur Verwendung beim Menschen (Gewebesicherheitsgesetz, GSG) formuliert.

In der Schweiz entfaltet Art. 7 der schweizerischen Bundesverfassung (BV) einen Schutz der Würde, der ebenso postmortal bestehen bleibt. Dies gilt in Fortwirkung der verfassungsrechtlichen Garantien auf Menschenwürde, persönliche Freiheit und Glaubens- und Gewissensfreiheit – Rechte, die grundsätzlich genauso im österreichischen BV-G garantiert werden. Die Schweiz geht überdies noch einen Schritt weiter und hat ein nationales Humanforschungsgesetz (HFG) umgesetzt, das alle rechtsrelevanten Tätigkeitsfelder in der Verwendung menschlicher Gewebe reguliert, darunter auch die Forschung an Leichen sowie an humanen Embryonen und Föten aus Schwangerschaftsabbrüchen. Auch hier findet eine erweiterte Zustimmungslösung Anwendung. Bei Verstorbenen, deren Tod länger als 70 Jahre zurückliegt, bedarf es allerdings keiner Einwilligung, den nächsten Angehörigen steht aber ein Vetorecht zu.

In Deutschland ist der rechtliche Umgang mit Leichen und damit auch das Obduktionswesen Ländersache, wodurch sich naturgemäß heterogene Bestimmungen ergeben. Hinsichtlich der klinischen Obduktion können fünf Konzepte unterschieden werden:

1. die erweiterte Zustimmungslösung, die auf den Willen des Verstorbenen zu Lebzeiten bzw. seiner Hinterbliebenen abstellt;
2. eine erweiterte Zustimmungslösung „light", die gewichtige öffentliche Interessen gegenüber dem persönlichen Willen voranstellt;
3. eine Kombination der engen Zustimmungslösung mit der Widerspruchslösung bezüglich der Hinterbliebenen;
4. die Widerspruchslösung und
5. keine explizite Regelung in Gesetzesrang.

Österreich fällt bundesweit unter Punkt 2 der Zustimmungslösung light und hat damit gegenüber Deutschland eine Grundsatzgesetzgebung in Form des KAKuG, sodass sich weitgehend – bis auf Details – eine homogene Normierung in den Ländern findet.

Kann eine Obduktion durch eine Patientenverfügung ausgeschlossen werden?

Eine Patientenverfügung ist als Möglichkeit der Beschränkung medizinischer Maßnahmen im Vorhinein einer schwerwiegenden Erkrankung mit dem 1. Juni 2006 in Form des neuen Patientenverfügungsgesetzes (PatVG) in Kraft getreten. In diesem Gesetz wird zwischen beachtlichen und verbindlichen Patientenverfügungen unterschieden. Gelegentlich stellt sich die Frage, inwieweit auch hinsichtlich einer Obduktion eine Patientenverfügung erstellt werden kann. In Hinsicht auf eine Autopsie (innere Leichenbeschau) von Patienten, die in einer öffentlichen Krankenanstalt verstorben sind, scheidet ein Bestimmungsrecht des Verstorbenen oder seiner Angehörigen wegen §25 KAKuG aus, sofern die Regelungsinhalte tatbestandsmäßig sind. Natürlich kann eine derartige erfolgte Ablehnung einer Leichenöffnung zu Lebzeiten im Rahmen einer Vorsorgevollmacht als eindeutige persönliche Willenskundgebung des Patienten vermerkt werden. Jedenfalls liegt eine solche Ablehnung einer Obduktion nicht im Anwendungsbereich des PatVG. Bei allen Todesfällen kann eine subsidiäre Zustimmung der Angehörigen zur Obduktion durch einen dokumentierten Patientenwillen

Klarheit in Streitfällen bringen. Derartige Diskrepanzen treten allerdings auch z. B. hinsichtlich Verfügungen über die Bestattungsart zwischen Eltern auf, sodass die schriftliche Hinterlegung der Ablehnung einer Obduktion beim Erstellen einer Patientenverfügung sinnvoll erscheint, auch wenn eine solche Ablehnungsdokumentation nicht Gegenstand der Patientenverfügung selbst sein kann.

Übungsoperationen an der Leiche

Immer wieder wird im Seziersaal die Bitte geäußert, gewisse heikle medizinische Handgriffe (z. B. Intubation) oder spezielle operative Eingriffe mit Gefahrenpotenzial an der Leiche übungshalber durchführen zu dürfen. Auch wenn diese Anfragen wegen der zunehmenden Verwendung von Übungsphantomen seltener werden, ist die Thematik einer Erörterung wert. Bedenkenlos kann eine Übungsoperation an sogenannten anatomischen Leichen zugelassen werden, da hier der Verstorbene schon zu Lebzeiten seinen Körper für wissenschaftliche Zwecke zur Verfügung stellt und bewusst mit dieser Zusage den medizinischen Fortschritt unterstützen will. In Gesprächen mit Personen, die mich diesbezüglich um Rat fragten, wurde ganz klar der Wunsch geäußert, der Körper möge in jedweder Weise einen postmortalen Sinn erfüllen, womit sicher auch Aus- und Fortbildung gemeint sind.

Die medizinische Universität Wien macht z. B. in deren Vermächtnisvertrag mit dem Körperspender auch expressis verbis aufmerksam:

„Ich vermache hiermit meinen Körper nach meinem Ableben der Medizinischen Universität Wien, Zentrum für Anatomie und Zellbiologie zur Heranbildung von Ärztinnen und Ärzten, zur ärztlichen Weiterbildung sowie für die medizinische Wissenschaft.

Ich erkläre hiermit, dass meine Angehörigen mit dieser letztwilligen Verfügung einverstanden sind und nach meinem Ableben das Institut für Anatomie so bald wie möglich verständigen werden.

Weiters erkläre ich mein Einverständnis, dass mein Körper nach Abschluss der Untersuchungen eingeäschert wird."

Somit ist die Übungsoperation an anatomischen Leichen statthaft. Inwiefern dies auch auf die Spitalsobduktion zutrifft, gilt es zu klären. In Anwendung des KAKuG ist jedenfalls eine über den Obduktionszweck hinausgehende Störung der Integrität nicht begründbar. Im Sinne einer sozialen Dienstbarkeit einer Leiche würde grundsätzlich nichts gegen Übungsoperationen sprechen, sofern diese weder die Pietät noch die Würde des Verstorbenen beeinträchtigen. Der Wunsch alleine ist demnach durchaus nachvollziehbar. Gemäß dem bekannten Hic-Mors-vivos-docet-Gedanken, wäre die Rechtfertigung einer Übung an einer Leiche in der Nutzhaftigkeit für lebende Menschen zu sehen. Allerdings steht diesem sozialen Gedanken das postmortal fortbestehende Persönlichkeitsrecht entgegen. Subsidiär könnten aber die nächsten Angehörigen über den präsumtiven Willen des Verstorbenen Auskunft erteilen. Mit Zustimmung dieser wäre demnach eine Übungsoperation durchaus rechtfertigbar, solange Pietät und Würde gewahrt bleiben. Leichen als Crashtest-Dummys zu verwenden, wie dies seinerzeit in einem Forschungsprojekt der Fall war, ist dies prima vista nicht unbedingt der Fall. Unsere Gesetzgebung stellt in vielerlei Belange auf das Empfinden oder Können von durchschnittlichen Personen ab und das provozierte Verstümmeln von Leichen in Fahrzeugen zur Ermittlung von Unfallfolgen ist m. E. nicht mehr im Rahmen des durchschnittlichen Pietätsempfindens enthalten, auch wenn die Zustimmung von Angehörigen oder ein Votum einer Ethikkommission vorläge. Juridisch wurden diese als Schlittenversuche in das Schrifttum eingegangenen Tests auch als Tathandlung im Sinne des § 190 Abs. 1 StGB (Störung der Totenruhe) gesehen.

Die Durchführung einer Übungsoperation im Rahmen einer Obduktion ohne zusätzliche Verletzung der körperlichen Integrität oder mit pietätsverletzender Entstellung ist aber durchaus billigbar. Es sollte belanglos sein, ob ein Organ mittels kunstvoller OP-Technik oder mittels banalen Schnitts mit dem Parenchymmesser entfernt wird.

4 Spezielle Problematik der sanitätspolizeilichen Obduktion – der außergewöhnliche Sterbefall

Wie eingangs ausgeführt werden sanitätspolizeiliche Obduktionen auf Basis des KAKuG, der Landes-KAG und der Landesbestattungsgesetze von der jeweiligen Bezirksverwaltungsbehörde in Auftrag gegeben, sofern der Totenbeschauarzt diese für notwendig erachtet. In Wien war die sanitätspolizeiliche Obduktion bis ins Jahr 2008 eine Domäne des Wiener Instituts für Gerichtliche Medizin, d. h., alle sanitätspolizeilichen Obduktionen wurden in der Wiener Gerichtsmedizin von Fachärzten für Gerichtsmedizin durchgeführt. Aus verschiedenen Gründen, die hier nicht Gegenstand der Erörterung sein können, wurde diese Vorgehensweise geändert. Ab diesem Zeitpunkt (1. 1. 2008) wurde die sanitätspolizeiliche Obduktion den Wiener Pathologen der öffentlichen Krankenanstalten der Gemeinde Wien übertragen. Diese Veränderung stieß bei beiden Berufsgruppen auf große Ablehnung, wobei – abgesehen von persönlichen Befindlichkeiten auf beiden Seiten – auch mehrere fachliche Gründe gegen diese Umlagerung sprechen. Nichtsdestoweniger überantworten viele Bundesländer schon seit Jahrzehnten die Durchführung der sanitätspolizeilichen Obduktionen ihren Landespathologen. Allerdings erst die Wiener Konstellation ließ die Kollegen der Gerichtsmedizin deutlicher gegen die Durchführung der sanitätspolizeilichen Obduktionen durch Pathologen in der Öffentlichkeit auftreten. Im Lehrbuch *Forensische Medizin* (Hochmeister, Grassberger & Stimpfl) wird z. B. sogar tabellarisch auf die Unterschiede zwischen forensischer und klinischer Pathologie eingegangen, um klarzustellen, dass die sanitätspolizeiliche Obduktion ein spezielles Fachwissen voraussetzt, das gemeinhin der klinische Pathologe nicht aufweist. Dies sollte aber nicht zu streng gesehen werden. Dennoch, und dies kann nicht genug betont werden, fehlen dem klinischen Pathologen auch apparative Möglichkeiten zum Ausschluss etwaiger verwendeter, im Spital unüblicher Substanzmittel. Da bei einem unklaren Todesfall außerhalb eines Spitals prinzipiell ein Gewaltdelikt nicht ausgeschlossen werden kann, ist das Fachwissen eines Gerichtsmediziners in diesem Punkt jenem eines klinischen Pathologen überlegen. Trotzdem existieren überschneidende Aufgabenbereiche, wo der klinische Pathologe die höhere Expertise besitzt. Dies trifft naturgemäß auf natürliche Todesfälle unklarer Genese zu, wo ein Gewaltverbrechen seitens der polizeilichen Erstermittlungen ausgeschlossen werden kann. Allein bei solchen Fällen sollte die sanitätspolizeiliche Obduktion dem klinischen Pathologen überantwortet werden. Hier ist in der Klärung der Todesursache auch das weit umfassender histologische Wissen des klinischen Pathologen hilfreich. Keinesfalls sollte vergessen werden, dass gerade bei Erbkrankheiten genetische Untersuchungen notwendig sind, deren apparative Möglichkeiten eine Gerichtsmedizin wiederum übersteigen, die aber im Alltag der Molekularpathologie die Domäne der klinischen Pathologie sind. Da der Autor dieser Zeilen auch auf der Gerichtsmedizin tätig war, ist er ein Vertreter eines synergetischen Miteinanders, was folgender kurzer Exkurs verdeutlichen soll.

Exkurs: Gerichtsmediziner versus klinischer Pathologe

Der Sachbuchautor und Pathologe Hans Bankl meinte vor wenigen Jahren in einem TV-Interview, er hätte schon viele *Giftmorde* bei der Obduktion aufgedeckt! Ein Pathologe? Kaum, denn uns Pathologen fehlt nämlich das Instrumentarium der toxikologischen Analyse. Auch wenn nicht unbedingt nur das sprichwörtliche „Messer im Rücken" benötigt wird, um Fremdverschulden aufzuzeigen, sind Pathologen aber auf Krankheitsdiagnostik spezialisiert. Die sanitätspolizeilichen Obduktionen werden aber oft auch von Spitalspathologen durchgeführt. An sich keine ungewöhnliche Situation, denn gerade in Bundesländern ohne Gerichtsmedizin werden die sanitätspolizeilichen Obduktionen von Pathologen ausgeführt – doch fehlt uns die Möglichkeit, Toxine nachzuweisen. Die daraus resultierende Gefahr ist, dass maskierte Giftmorde ohne morphologisch fassbare Anhaltspunkte „durch den Rost fallen".

Besonders der hoch motivierte Giftmörder wird sich der Troja-Methodik bedienen, die selbst für den Gerichtsmediziner eine harte Nuss darstellt. Nur die routinemäßig durchgeführte Toxikologie der Gerichtsmedizin deckt Unerwartetes auf. Selbst hierbei stellen aber exotische, afrikanische oder indische Gifte eine Herausforderung dar, denn an die Anwendung sehr seltener Gifte muss erst gedacht werden! Gerade die heutigen Migrationsbewegungen und der durch das Internet erleichterte globale Warenhandel bieten enorme Möglichkeiten. Über Online-Händler sind ohne Probleme Samen der giftigsten Pflanzen weltweit zu erwerben.

Wir Pathologen haben andererseits naturgemäß unsere Expertise v. a. in der morphologischen Krankheitsdiagnostik, sodass bei speziellen, oft auch seltenen Krankheiten die Gerichtsmediziner die Unterstützung von den Pathologen einholen. Der Autor dieser Zeilen kennt sehr gut beide Seiten aus eigener Erfahrung und weiß um die Problematik der Kooperation, die sicher nicht durch die beteiligten Menschen, sondern zumeist durch die bürokratischen Hindernisse erschwert wird. Der Verdacht z. B. auf eine Überdosierung mit Medikamenten – bei Fehlen eines potenziell kausalen Zusammenhangs mit dem Tod – konnte bislang akut, ohne mühselige Einholung einer Finanzierungszusage des Erhalters einer Krankenanstalt, bei einer Spitalsobduktion nicht näher geklärt werden. Forensische Histologie wird andererseits von den Gerichtsmedizinern erledigt, wobei im Ausbildungscurriculum zum Facharzt für gerichtliche Medizin keine verpflichtende Ausbildung in pathologischer Histologie vorgesehen ist. Und wir alle wissen, dass histologisches Wissen und deren Techniken rasch vorangeschritten sind und es weiterhin tun.

Daher gilt m. E., synergetisch Pathologie und Gerichtsmedizin einander näherzubringen!

Die gerichtlichen Obduktionen, die von der Staatsanwaltschaft beauftragt werden, müssen ohnehin von den Gerichtsmedizinern durchgeführt werden. Pathologen können hier nur als Hilfsgutachter fungieren. Ein Tür-zu-Tür-Austausch ist dennoch allein räumlich weitgehend ausgeschlossen und gründet derzeit auf persönlichem Engagement Einzelner.

Letztlich sind beide Fächer einander zwar sehr verwandt, aber konkret mit unterschiedlichen Aufgaben betraut. Nachholbedarf gibt es m. E. in der Kooperation Pathologie/Gerichtsmedizin in speziellen diagnostischen Überschneidungsbereichen.

Ein Blick über unsere Grenzen macht deutlich, dass zwei so verwandte Fächer wie Pathologie und Gerichtsmedizin nebeneinander unter voller Ausnutzung aller Synergien auch in einem Krankenhaus wertvollste Qualitätssicherung und Forensik sowie regional unterstützende Verbrechensaufklärung betreiben könnten. Eine Gerichtsmedizin gehört daher meiner Meinung nach auch in jedes Referenzklinikum! Eine Prosektur, ein molekularbiologisches oder auch histologisches Labor können von beiden Instituten verwendet werden. Ob auf einem Sektionstisch gerichtlich oder klinisch obduziert wird bzw. welche Schnitte am Mikrotom angefertigt werden, ist grundsätzlich belanglos. In all dieser Kürze will der Autor damit zum Ausdruck bringen, dass durch eine koordinierte Zusammenarbeit eine wesentliche Qualitätsverbesserung bei synergetischer Kostenbegrenzung für beide Fächer als auch für das Gesundheits- bzw. Rechtswesen im Allgemeinen erreicht werden kann. Doch cave canem: Weder die Fusion noch die Schließung solcher Institutionen verbessern die gegenwärtige Situation, sondern nur ein Neuüberdenken und eine Neustrukturierung einer Kollaboration! So sollte intensiv über das Obduktionswesen und deren Neuorientierung nachgedacht und in Bälde auch adäquat gehandelt werden.

Indikation sanitätspolizeiliche Obduktion

Die Obduktionsindikation ist gemäß den Leichen- und Landesbestattungsgesetzen durchaus unterschiedlich interpretierbar. Allein wenn Bindeworte wie „oder“ als „und“ wahrgenommen werden, ändert die unterschiedliche Wortinterpretation der einzelnen Verantwortlichen die Notwendigkeit einer Leichenöffnung. Auch allgemeine Begriffe wie jene einer öffentlichen Gesundheits*fürsorge* bzw. Gesundheits*pflege* eröffnen große Ermessensspielräume, die von Nichtpathologen falsch verstanden zur Negation einer eigentlichen Obduktionspflicht führen. So erklärt sich allein aus diesem Umstand gemeinsam mit dem ökonomischen Druck – Geld und Zeit – zu sparen die zunehmende Minderung der Autopsiefrequenzen in Österreich. So sollen an dieser Stelle neben den allgemeinen Rechtsmaterien auch die berufsrechtlichen Fachkriterien herangezogen werden, um klares Lege-Artis-Vorgehen zu veranschaulichen.

Kletečka-Pulker versteht unter Interessen der öffentlichen Gesundheitspflege jene intrinsischen Gründe, die im Rahmen der staatlichen Seuchenbekämpfung sowie der Gesundheitsstatistik gesehen werden können.

Gemäß § 9 (2) des NÖ BestattungsG 2007 (nach 1. Novelle 2010) gilt:

„(2) Die Bezirksverwaltungsbehörde **hat** die Obduktion einer Leiche **anzuordnen,** wenn dies zur **Feststellung der Todesursache** oder der Krankheit des Verstorbenen aus **Gründen der öffentlichen Gesundheitsfürsorge** erforderlich ist" (Hervorhebungen vom Autor).

Auch Bernat vertritt die Ansicht, dass bei anzeigepflichtigen Erkrankungen eine sanitätspolizeiliche Obduktion angezeigt ist, die sich auf § 5 Epidemiegesetz und § 6 des Tuberkulosegesetzes stützt. Als weitere normativ vorgesehene Indikation zur sanitätspolizeilichen Obduktion sieht auch Bernat jene Fälle, bei denen ein plötzlicher (unvorhergesehener) Tod aus natürlicher Ursache vorliegt und daher die Todesursache nicht eindeutig und zweifelsfrei vom Totenbeschauer durch die Totenbeschau ermittelt werden kann. Ergeben sich während einer solchen Obduktion allerdings Anhaltspunkte, die eine Obduktion zum Zwecke der Strafrechtspflege für geboten erscheinen lässt, ist diese zu unterbrechen und die Bundespolizeibehörde bzw. die Staatsanwaltschaft unmittelbar zu verständigen. Alle Eingriffe und erhobene Befunde sind genau zu dokumentieren und auch fotografisch festzuhalten. Daraus ergibt sich aus normativer Sicht, dass allein zur *Feststellung der Todesursache* die Bezirksverwaltungsbehörde eine Obduktion *anzuordnen hat*. Welche Situationen dies aus fachlicher Perspektive sind, zeigen die nächsten Abschnitte.

Unklare Todesursache

Ein außergewöhnlicher Tod aus natürlicher Ursache **ohne äußerlich erkennbarer** oder durch bekannte **schwerwiegende Vorerkrankungen** (z. B. Leukämie) zu erschließende Ursache eines plötzlichen Todes kann auftreten bei

1. überraschendem Ableben und zufälligem Auffinden ohne Hinweis auf Fremdverschulden,
2. Sportausübung bei voller Gesundheit,
3. Schwangeren,

4. zeitnahen medizinischen Maßnahmen nach
   a) ambulanten diagnostischen Eingriffen, z. B. Endoskopie oder Ähnlichem,
   b) unmittelbarer, vorheriger tagesstationärer Behandlung,
   c) kürzlicher poststationärer Entlassung aus einer Krankenanstalt,
   d) kürzlich vorgenommenen Impfungen oder Applikation erstmaliger Medikationen,
5. jungen Personen vor dem 30. sowie Personen mittleren Alters vor dem 50. Lebensjahr,
6. prominenten oder begüterten Personen.

Gründe der öffentlichen Gesundheitsfürsorge/-pflege

Eine Obduktion ist angezeigt bei

Verdacht auf meldepflichtige Erkrankungen gemäß
a) Epidemiegesetz,
b) Tuberkulosegesetz,
c) AIDS-Gesetz,
d) Geschlechtskrankheitengesetz.

Insbesondere bei

a) maternalem Tod im häuslichen bzw. öffentlichen Bereich im Rahmen der Geburt oder Tod im Kindbett bis zu einer Woche post partum oder Tod des Neonatus,
b) Verdacht auf Lebensmittelvergiftungen,
c) Verdacht auf spongiforme Enzephalopathien.

Letztlich bleibt, dass sich die Behörde leider teils nur gesundheitspolitisch zuständig fühlt und Angehörige in die Pflicht nimmt, bei Interesse eine Privatobduktion anzuordnen. Da im österreichischen Obduktionswesen das öffentliche Interesse sehr dominant verankert ist, mutet es eigentümlich an, wenn Verwaltungsbehörden nicht ihrer verfassungsrechtlichen Pflicht im Sinne des Art. 18 (1) B-VG dem Legalitätsprinzip nachkommen. Fast ergibt sich der Eindruck, dass finanzielle Aufwendungen für Tote als unnötig empfunden werden und so indirekt unsere Verfassung aufgeweicht würde. Dies erweckt den Anschein, Recht gelte nur dort, wo es sich jemand leisten kann.

Tote haben keine Lobby

In Österreich – aber auch europaweit – sinkt seit Jahren die Obduktionsfrequenz deutlich. Laut Statistik Austria wurde vor 20 Jahren noch jeder dritte Tote außerhalb des Spitals obduziert. So ist es heute nur jeder sechste, der einer inneren Leichenschau unterzogen wird. Jahr für Jahr warnen Pathologen, Gerichtsmediziner, Kriminologen und auch die Polizei, dass die sinkende Zahl von Autopsien Gefahren mit sich bringt, die unser Gesundheitssystem negativ beeinflussen und verschleierten bzw. spurenarmen Todesdelikten Tür und Tor öffnet. Schon vor vielen Jahren schrieb Sabine Rückert ihr Buch „Tote haben keine Lobby" und illustrierte damit die analoge Thematik in Deutschland – geändert hat dies in Österreich freilich nichts. Erst jüngst gesellten sich die Suizidforscher zu der Gruppe derjenigen, die auf das Problem der sinkenden Obduktionszahlen aufmerksam machten. Warum sinken die Autopsiefrequenzen überhaupt? Dafür gibt es zwei Ansätze: Der eine ist, dass in den österreichischen Leichen- und Bestattungsgesetzen keine klare Regelung über die Obduktionsindikation besteht. Die gesetzlichen Formulierungen, wenn eine Obduktion „zur Feststellung der Ursache des Todes aus Gründen der öffentlichen Gesundheitsfürsorge notwendig ist" (§ 10 Kärntner Bestattungsgesetz, Ktn BStG) oder „wenn dies zur Feststellung der Todesursache oder der Krankheit des Verstorbenen aus Gründen der öffentlichen Gesundheitsfürsorge erforderlich ist" (§ 9 NÖ BestattungsG), sind viel zu vage. Immer wieder wenden sich Totenbeschauärzte an einen Pathologen wie den Autor, um zu erfragen, wann genau eine Leichenöffnung notwendig sei. Zum anderen, ungerechtfertigter Weise, bremst u. U. die Bezirksverwaltungsbehörde, weil die Budgetmittel für eine ausreichend hohe Zahl von Obduktionen nicht zur Verfügung stehen. So kam es schon mehrfach vor, dass sogar Dreißigjährige nicht obduziert wurden. Die Antiquiertheit und unzureichende Determiniertheit unserer Gesetze spiegelt sich auch darin, dass auf obsolete Methoden wie den Herzstich eingegangen wird, eine genauere Beschreibung, unter welchen Umständen eine Obduktion jedenfalls angezeigt ist, fehlt hingegen. Die normative Einführung des außergewöhnlichen Todesfalls wie in der Schweiz, die genaue Aufzählung der zwingenden Indikation für eine Autopsie, würde schnell und leicht Abhilfe schaffen – doch Tote bringen politisch gesehen keine Wählerstimmen. So schlummert die Modernisierung der Leichen- und Bestattungsgesetze ihren Dornröschenschlaf, bis wohl ein aktueller Anlassfall Gewissheit bringt, dass unsere Friedhöfe voll sind von übersehenen Gewaltdelikten.

5 Bedeutung der Virtopsie

Auch wenn die Obduktion als Methode bereits Jahrzehnte keine wesentliche Änderung erfahren hat, ist ihr Wert heutzutage unumstritten. Anerkanntermaßen ist die Obduktion die diagnostische Methode mit der höchsten Effizienz. Leider ist ihre Popularität unter Pathologen geringer geworden, weil die intravitale Diagnostik kaum Zeit für die Verstorbenen lässt. So befindet sich die Obduktionsfrequenz im freien Fall, weil die Todesursachen klinisch oftmals klar zu sein scheinen. Doch dieses Vorgehen hat auch seine Schattenseite: Unbekannte Erkrankungen werden nunmehr nicht mehr festgestellt. Ebenso werden Fehlinterpretationen nicht mehr richtiggestellt. So entstand eine Debatte um den Stellenwert und die Zukunft der klinischen Obduktion.

Exakt in dieser Diskussionsphase erschien kometenhaft vor einigen Jahren eine revolutionäre Neuerung, die in der Gerichtsmedizin für Aufsehen und Diskussion sorgte: die Virtopsie.

Es handelt sich dabei um eine Autopsie ohne Messer – stattdessen wird mittels postmortaler Computertomografie (CT) oder Magnetresonanztomografie (MRI) der gesamte Körper virtuell dargestellt, d. h. in Form von radiologischen Schnittbildern im PC. Aufgrund der dreidimensionalen Bildinformation (Voxel) können zusätzlich verschiedenste Körperbereiche auch in 3-D dargestellt und flexibel betrachtet werden.

Der Neologismus „Virtopsie" (engl. *virtopsy*) geht auf R. Dirnhofer zurück, der in den 1990er-Jahren als Rechtsmediziner in Bern das Projekt der minimal invasiven Autopsie aus der Taufe hob. Das Wort setzt sich aus dem lateinischen *virtus* (Tugend; tauglich, tüchtig) und dem griechischen *opsomei* (ich werde sehen) zusammen.

Welche Vorteile hat nun die Virtopsie gegenüber der herkömmlichen, klassischen Obduktion?

Am vordergründigsten ist, dass bei dieser Form ein Ganzkörperscan vorgesehen ist und der Leichnam von „Scheitel bis zur Sohle" erfasst wird. Die klassische Obduktion hingegen beschränkt sich auf die großen Körperhöhlen mit deren Eingeweiden und dem Gehirn. Nur in Ausnahmefällen werden andere Körperbereiche seziert, wobei hier dem Pathologen seitens des Strafrechts (StGB § 190 Störung der Totenruhe) sogar Fessel angelegt sind: Es gilt Rücksicht auf die Pietät zu nehmen. Damit erschließt die Virtopsie Bereiche, die oft ausgeschlossen sind, und hält objektive Befunde des gesamten Körpers fest. Letztere ist deswegen von immanenter Bedeutung, da der Obduzent aufgrund allgemeiner methodischer Limitationen Befunde übersehen kann (eingeschränkte Sicht durch Verwachsungen, die Kleinheit der Veränderung usw.). Daraus ergibt sich sogleich der nächste Vorteil der Virtopsie gegenüber der klassischen Variante: die objektive Dokumentation. Wie wichtig dies ist, zeigt das allgemeine Beispiel der Eismumie vom Similaungletscher, dem Ötzi. Als klar war, dass Ötzi ein Sensationsfund der modernen Archäologie ist, wurde sein Körper mit allen bekannten und verfügbaren Methoden erforscht, unter anderem auch mittels bildgebender Verfahren. Worüber die Wissenschaftler rätselten, war seine Todesursache. Gerade während der emsigen Untersuchungen brach überdies der Streit um die politische Herkunft der Gletschermumie aus. Aus Ötzi dem Tiroler wurde schließlich der Eismann im italienischen Südtirol. Als Konsequenz wurde die Leiche samt wissenschaftlichen Unterlagen in einem staatsaktähnlichen Unterfangen den Italienern übergeben. Im Hochsicherheitsfahrzeug mit Polizeistreifen-Eskorte wurde am Brenner der tote Körper übergeben. Im Nachscreening der Röntgenaufnahmen stellte sich dann überraschend heraus, dass in Innsbruck eine Pfeilspitze in der linken Schulter von Ötzi übersehen worden ist. Auch wenn dies unrühmlich aussehen mag, wissen gerade wir Diagnostiker, wie schwierig Befundinterpretation ist, und deren Fehlerquellen sind mannigfaltig! Daraus lässt sich der Wert einer objektiven Tatsachendokumentation gut erkennen. Genau dies leistet die Virtopsie! Sie darf – so Dirnhofer und Ranner – den Begriff der mechanischen Objektivität in Anspruch nehmen. Damit wird dem Beweisobjekt Leiche eine zeitgemäße, juridisch sehr vertrauenswürdige Dokumentation zuteil. Treffend formulierte dazu der Strafrechtler P. J. Schick, dass die Leiche als Beweisobjekt bei der Virtopsie „in ein dauerhaft archivierbares und jederzeit abrufbares Befundsystem“ übergeführt wird, wobei „dessen Daten in sämtlichen Raumrichtungen als Schichtbilder zur Verfügung stehen und bei Bedarf auch in ein 3D-Modell umgewandelt werden können“. Im Hinblick darauf, dass immer mehr Menschen der Einäscherung gegenüber einer Erdbestattung den Vorzug geben, wird die Bedeutung dieser Methode für die Dokumentation besonders für die Rechtspflege sehr deutlich.

Während die Virtopsie eine wesentliche Neuerung in der Gerichtsmedizin darstellt, stellt sich hierorts die Frage, ob und in welcher Weise dies auch auf die sanitätspolizeiliche und klinische Obduktion zutrifft.

Besonders die sanitätspolizeiliche Obduktion ist in vielfacher Hinsicht idealtypisch für die Virtopsie, da gerade unklare Todesfälle bei u. U. spurenarmen Delikten durch diese Vorgehensweise zur Aufklärung gebracht werden können.

Letztlich stellt die Virtopsie einen primär nicht invasiven Vorgang dar („Autopsie ohne Messer“) und kann daher in Fällen einer Ablehnung der klassischen Obduktion herangezogen werden.

Hilft die Virtopsie bei der klinischen Obduktion?

Bei allen zeitnahen iatrogenen Eingriffen schwebt seitens der Angehörigen immer wieder der Verdacht eines Behandlungsfehlers im Raum. Manchmal werden erst Monate nach dem Ableben Vorwürfe erhoben. In diesen Fällen hat zumeist ein Pathologe eine Obduktion durchgeführt und sein Befund (= Erhebung objektiver wahrer Tatsachen) kann dann im Sinne des Augenscheins gemäß § 149 Abs. 1 Z 1 StPO als Sachverständigenbeweis herangezogen werden. Können aus dem Befund des Pathologen etwaige Fragen für das Gericht/die Staatsanwaltschaft nicht ausreichend beantwortet werden, so muss eine Exhumierung in Betracht gezogen werden. Hierbei steht jedoch nicht mit Gewissheit fest, ob nicht durch die vorangegangene Obduktion und/oder durch die weiter fortgeschrittene Verwesung antwortrelevante Befunde verloren gegangen sind. Auch erlaubt die Virtopsie in puncto Qualität eine Verbesserung des Beurteilungsmaßstabes. Als Beispiel sei die postoperative Dokumentation genannt: Bei Nachblutungen sind nicht nur semiquantitativ geschätzte, mit Schöpfkellen und Messbechern bestimmten Volumenangaben, sondern objektivierbare, nachvollziehbare Messungen durch (semi)automatische Segmentation möglich.

6 Problematik Tot- und Fehlgeburten

Die Komplexität und mangelnde Einheitlichkeit des Leichen- und Bestattungsrechts in Österreich veranlasste kürzlich Beatrix Krauskopf dieses kaum beachtete Thema in einem Übersichtsartikel zu behandeln. Auch unter Pathologen war und ist diese Thematik ständig präsent, da zunehmend häufig die Eltern den Wunsch einer Bestattung ihrer Fehlgeburten äußern oder auch wissen möchten, wo sie ihr totes Kind betrauern können. Juridisch gesehen ist diese Rechtsmaterie grundsätzlich uneinheitlich geregelt und wirft damit eine Reihe von Fragen auf. So sollen in den nächsten Zeilen die bestehenden Regelungsmaterien auf Grundlage des Artikels von Beatrix Krauskopf dargestellt werden.

Bei Durchsicht aller neun Leichen- und Bestattungsgesetze sticht ins Auge, dass oft keine genaue bzw. keine Definition einer Lebend-, Fehl- oder Totgeburt statuiert ist. Zumeist wird auf das Hebammengesetz (HebG) und der darin enthaltenen Definition verwiesen. Der §8 HebG erfasst überdies auch den Begriff der Frühgeburt, wobei in Abs. 1 als Berufspflicht die Meldung der Lebend- und Totgeburten an die zuständige Personenstandsbehörde normiert wird. In den folgenden Z 1–3 wird eine Legaldefinition der damit verbundenen Begriffe gegeben:

„§8(1) 1–3 HebG

1. Lebendgeburt: als lebendgeboren gilt unabhängig von der Schwangerschaftsdauer eine Leibesfrucht dann, wenn nach dem vollständigen Austritt aus dem Mutterleib entweder die Atmung eingesetzt hat oder irgendein anderes Lebenszeichen erkennbar ist, wie Herzschlag, Pulsation der Nabelschnur oder deutliche Bewegung willkürlicher Muskeln, gleichgültig, ob die Nabelschnur durchgeschnitten ist oder nicht oder ob die Plazenta ausgestoßen ist oder nicht;

2. Totgeburt: als totgeboren oder in der Geburt verstorben gilt eine Leibesfrucht dann, wenn keines der unter Z 1 angeführten Zeichen erkennbar ist und sie ein Geburtsgewicht von mindestens 500 Gramm aufweist;

3. Fehlgeburt: diese liegt vor, wenn bei einer Leibesfrucht keines der unter Z 1 angeführten Zeichen vorhanden ist und die Leibesfrucht ein Geburtsgewicht von weniger als 500 Gramm aufweist."

Wie ersichtlich bleibt das HebG die Definition der Frühgeburt schuldig, obwohl diese in einer früheren Fassung des HebG noch enthalten war. In der letzten Fassung des §8 Abs. 2 Z 2 bzw. Z 3 HebG stellt das Gewicht der Leibesfrucht mit 500 g einen Grenzwert und das alleinige normierte Unterscheidungsmerkmal dar. Weder die Dauer der Schwangerschaft noch die Scheitel-Steiß-Länge oder die Fußlänge sind von Belang, wie dies in früheren Regelwerken der Fall war.

In allen Landesgesetzen wird bis auf zwei Ausnahmen (NÖ BestattungsG, Wiener Leichen- und Bestattungsgesetz, WLBG) auf das HebG abgestellt. Wien und Niederösterreich normieren die Totenbeschau ähnlich, indem sie eine solche auch für Tot- und Fehlgeburten expressis verbis vorschreiben. Wien wiederholt überdies praktisch wortgleich die Definition des HebG. Hinsichtlich der Totenbeschau nimmt das WLBG aber die Fehlgeburten von der Pflicht der Totenbeschau aus, wenn deren Scheitel-Steiß-Länge weniger als 120 mm misst. Die Durchführung einer Totenbeschau geht auch mit der Ausstellung eines Totenbeschauscheins einher, sodass hier die Notwendigkeit bzw. die Möglichkeit einer Namensgebung besteht. Das Bgld BestattungsG verlangt aber ausdrücklich bei lebensunfähigen Leibesfrüchten, dass der Name der Mutter einzutragen ist. Das Tir GemeindesanitätsdienstG sieht sogar keine Totenbeschaubescheinigung vor. In Kärnten müssen Fehlgeburten nicht beschaut werden, womit auch die Ausstellung eines Totenbeschauscheines wegfällt.

Grundsätzlich besteht in Österreich eine Bestattungspflicht auch für tote Leibesfrüchte, wobei in der Steiermark und in Niederösterreich für Tot- und Fehlgeburten eine Sonderbestattung in einem Sammelgrab ermöglicht wird. Vorarlberg nimmt tote Leibesfrüchte auch von der Sargpflicht aus (§ 18 Abs. 2 Vlbg Gesetz über das Leichen- und Bestattungswesen) bzw. darf eine Tot- oder Fehlgeburt gemäß Abs. 1 zur Mutter beigelegt werden:

„§ 18 Versargung

(1) Jede Leiche ist in einen eigenen Sarg (Abs. 3) zu legen. Die Leiche eines tot- oder neugeborenen Kindes darf in den Sarg der Leiche der Mutter gelegt werden.

(2) Die Verpflichtung nach Abs. 1 gilt nicht für menschliche Früchte und Teile von Leichen."

In Bezug auf die Bestattungsform kann bei Tot- und Fehlgeburten schwerlich auf den Willen des Ungeborenen eingegangen werden, sodass die Wahl derselben i. d. R. den Eltern zufällt. Bei Uneinigkeit der Angehörigen sieht z. B. das Burgenland unter § 20 (2) Bgld BestattungsG Folgendes vor: „Wenn sich diese (Anm.: die nahen Angehörigen) nicht einigen können oder keine nahen Angehörigen vorhanden sind, ist die Leiche durch die gemäß § 19 Abs. 5 zuständige Gemeinde der Erd- oder der Feuerbestattung zuzuführen."

Findet sich keine diesbezügliche Regelung oder besteht Zweifel an der eindeutigen Rangfolge der Hinterbliebenen, so gilt gemäß Oberstem Gerichtshof (OGH) der Spruch, dass das wirklich bestandene Naheverhältnis heranzuziehen ist. Hinzuweisen ist jedenfalls darauf, dass nicht in allen Bundesländern eine Sammelbestattung vorgesehen ist! Im Zweifel gilt es, die aktuelle Fassung der jeweiligen Landesnorm ggf. die lokale Gemeindeverordnung zu lesen.

Zusammenfassend bestehen Rechtsvorschriften hinsichtlich der Tot- und Fehlgeburten, die zur Anzeige des Todesfalls, zur Totenbeschau und zur Bestattung verpflichten. Die Art der Bestattung (Feuer *versus* Erde, Einzelgrab *versus* Beilegung *versus* Sammelgrab) unterliegt den jeweiligen Landesbestimmungen – die Entscheidung darüber trifft i. d. R. der nächste Angehörige.

7 Autopsie und die Weltreligionen

Üblicherweise denkt der Obduzent nicht an die Religion der Verstorbenen, sicherlich auch, weil in unseren Breiten das Christentum bislang am weitesten verbreitet war und seitens der Religion keine Bedenken bezüglich einer Autopsie bestehen. Mit den modernen Migrationsbewegungen einer globalisierten Welt hat sich die Situation deutlich geändert. Ebenso bei zunehmendem Bedürfnis auf Mitsprache in einer Gesellschaft mit dem Wunsch/Verlangen nach Selbstbestimmtheit wird auch immer mehr bei Christen die Notwendigkeit einer Autopsie hinterfragt. So ist es dem Autor ein Anliegen, auf diese geänderten Rahmenbedingungen Rücksicht zu nehmen und insbesondere damit auf die religiösen Anliegen hinsichtlich der Obduktion einzugehen. Denn die Integration religiöser Ansichten an den Schnittstellen von Leben und Tod ist vielen Menschen ein wichtiges Bedürfnis.

Daher kann die Notwendigkeit einer Autopsie für die Hinterbliebenen eine zusätzliche belastende Situation darstellen, die u. U. mit dem forensischen oder klinischen Pathologen zu einem heftigen Konflikt führt. Zudem ist meiner Erfahrung nach das Kontaktsuchen und die zugewandte Kommunikation zur Familie des Verstorbenen enorm wichtig geworden. Die Hinterbliebenen können individuelle Sorgen und Bedürfnisse artikulieren und der durchführende Pathologe bekommt Klarheit, wie er diesen Sorgen begegnen kann. Vieles lässt sich durch Erläuterungen und Erklärungen aus der Welt schaffen – auch eine Teilobduktion oder Veränderung der Vorgehensweise können schon zu einem Konsens führen. Daher muss heute der Einzelfall beurteilt und die Anliegen der Hinterbliebenen so weit wie möglich zu berücksichtigen versucht werden. Kritikern dieser Einstellung möchte der Autor ans Herz legen, dass imperatives und obrigkeitsbestimmendes Vorgehen nicht mehr zeitgemäß und unsensibel ist. Keiner von uns möchte in solch einer schmerzvollen Stunde auch noch uninformiert bevormundet werden. Ein einfaches Gespräch erspart meist viel Kummer und Streit. Daher, auch wenn in Österreich im Regelfall keine Zustimmung der Angehörigen zur Obduktion notwendig ist, ist der Autor der Meinung, dass ein Gespräch in kritischen Fällen zu suchen ist, um mit erklärenden Worten die Gründe für eine Autopsie darzulegen. In Deutschland und der Schweiz ist es ex lege notwendig, die Zustimmung – außer bei gerichtlichen Obduktionen – einzuholen. Bei unseren Nachbarn ist daher ein ausführliches Gespräch eine Voraussetzung, um eine Zustimmung zu erhalten.

Buddhismus

Die Lehre des Buddha will nicht belehren, sondern vielmehr aufzeigen, wie die Wahrheit zu entdecken ist. Sie zielt darauf, wie diese Erkenntnis dem Menschen hilft, sein Leiden zu mildern. Große Bedeutung hat im Buddhismus die *Weisheit,* die die Wirklichkeit, so wie sie ist, erkennt und damit das Leiden überwindet. Weiterhin bedeutsam ist das Mitgefühl für alle fühlenden Wesen.

Im Lauf der Zeit und in Berührung verschiedener Kulturen sind verschiedene historisch gewachsene Traditionen und Richtungen entstanden, die unterschiedliche Sichtweisen zum Umgang mit Verstorbenen haben.

Es gibt daher keine einheitliche Sicht bezüglich des „Danachs“. Dies betrifft selbst die Lehre der Wiedergeburt, die in vielen Ländern Volksreligion ist, aber nicht von Buddha gelehrt wurde. Gemeinsam ist der buddhistischen Lehre, dass der Tod keinen Endpunkt darstellt.

Es gibt daher kaum einheitliche Empfehlungen, viel wichtiger ist die jeweilige kulturelle Herkunft mit deren Wurzeln.

Erwartet wird aus gemeinsamer buddhistischer Sicht, insbesondere in der Sterbephase, ein ruhiges Umfeld mit einer angenehmen, positiven Atmosphäre, um den Sterbenden Zuversicht für die Reise ins Unbekannte zu geben. Das Ermöglichen von Ruhepausen zur Meditation ist von sehr großer Bedeutung!

Nach Todeseintritt sollte dem Toten nicht mit Hektik begegnet und möglichst lange im Sterbezimmer belassen werden, zudem einem Freund die Gelegenheit zu einer Totenwache und den Angehörigen eine Verabschiedung eingeräumt werden. Besonders wichtig ist, dass der Körper von Verstorbenen nach dem Tod 24 h, wenigstens aber für 4 h in Ruhe belassen wird. Muss der Leichnam aus dem Sterbebett umgebettet werden, so ist er durch Fassen am Leintuch hinüberzuheben. Nach Ablauf dieser Zeitspanne ist auch gegen eine Obduktion oder Organspende nichts einzuwenden. Eine Obduktion sollte dennoch nur bei wichtigen Gründen oder aufgrund juristischer Anordnung veranlasst bzw. im Zweifelsfall am besten vor einer Obduktion mit den Angehörigen geredet werden.

Christentum

Trotz zahlreicher unterschiedlicher Kirchen und Gemeinschaften bestehen seitens des Christentums keine Einwände gegen Obduktionen. Dennoch ist ethisch korrektes Vorgehen erwünscht, indem mit dem Leichnam pietätvoll und würdevoll umgegangen wird. Dies bedeutet, dass gravierende Entstellungen oder Verunstaltungen zu vermeiden sind. Auch wird erwartet, dass der Obduzierende respektvoll mit dem Verstorbenen umgeht. So weit es möglich ist, soll dem Willen des Verstorbenen und der Angehörigen entsprochen werden. Daher gilt es abzuwägen, inwieweit eine Obduktion wirklich notwendig ist, um den gesetzlichen Auftrag zu entsprechen, d. h. ob öffentliches und/oder wissenschaftliches Interesse wirklich derart gewichtig sind, dass ggf. gegen den Willen der Betroffenen obduziert wird – auch wenn es rechtlich gestattet ist. Gemäß unserer heutigen Usancen bei medizinischen Vorgehensweisen sollte auch bei Todesfällen eine intensive und umfängliche Aufklärung *(informed consent)* der Angehörigen angeboten werden.

Hinduismus

Der Hinduismus ist Indiens Hauptreligion. Die Hindus glauben an einen Kreislauf von Leben, Tod und Wiedergeburt (Sanskrit *samsara*), also an ein beständiges Wandern des Seins in einem immerwährenden Zyklus, in Form eines Kreislaufs von Werden und Vergehen. Die individuelle Seele wandert damit in ihrer Existenz durch verschiedene Leben. Das wichtigste Lebensziel ist Moksha (Erlösung mit dem Durchbrechen des Kreislaufs der Wiedergeburten) – diesem nachgeordnet sind die anderen drei

Lebensziele mit Wohlstand *(artha)*, Leben entsprechend den sozialen und kosmischen Gesetzen *(dharma)* und Lust oder Leidenschaft *(kama)*. Um zur Erlösung zu gelangen, gibt es im Hinduismus die Wege (Sanskrit *yoga marg*) der geistigen Anstrengung, Askese und Erkenntnis (Jnana-Yoga) oder auch, wie im Volksglauben verankert, die Gottesliebe (Bhakti-Yoga) und die Gesetze von Dharma und Karma (Karma-Yoga).

Die Durchführung einer Autopsie ist weder durch Gesetz, die medizinisch-ethischen Richtlinien der Indian Medical Association noch durch die heiligen Schriften explizit verboten.

Sehr große Bedeutung hat die individuelle Beurteilung der betroffenen Familie. Die persönliche Vorstellung von Samsara, Dharma und Karma bestimmen den hinduistischen Blickwinkel auf Entscheidungen im Kontext des Versterbens und des toten Körpers. Da jedoch Hindus verschiedenen Glaubenswegen mit teilweise sehr unterschiedlichen Regelungen folgen, können sich unterschiedliche Auffassungen in Detailfragen ergeben, die sich durch verschiedene Glaubensströmungen, Kastenzugehörigkeiten, Bildungsstände, Familientraditionen, Lebensführungen und anderen Faktoren ergeben.

Für Hindus gibt es im Allgemeinen keine besonderen Einschränkungen für Obduktionen, insofern die Kremation und damit die Wiedergeburt nicht verzögert werden. Wenn zudem eine Autopsie auch für andere Personen wertvoll ist und womöglich Gutes bringt (Aufklärung/Ausschluss einer Erbkrankheit, Aufklärung eines Verbrechens) kann dies ein positives Karma bewirken.

Um Verständnis und Zustimmung zu erhalten, ist es daher wichtig, die Nützlichkeit und Notwendigkeit einer Autopsie den Hinterbliebenen mittels ausführlicher und angemessener Beratung zu erläutern und mit allgemein verständlicher und aufrichtiger Erklärung der Gründe für die Sektion zu vermitteln.

Zusammenfassend ist es grundsätzlich ratsam und auch menschlich anständig, die Familie vor Durchführung einer Autopsie zu einem Gespräch zu bitten, um ihr deren Wert und Notwendigkeit zu erklären. Sofern eine Zustimmung zur Obduktion benötigt wird, ist ein solches Gespräch unerlässlich und für die familienbasierte Entscheidungsfindung notwendig.

Wenn eine Autopsie stattfindet, wäre eine Frage bei den Familienangehörigen zu klären, nämlich ob eine spezielle Ausrichtung oder Position des Körpers während der

Lagerung des Toten sowie während der Durchführung der Autopsie erwünscht ist. Wenn keine Nachfrage möglich ist, sollte – wenn möglich – der Kopf nach Norden mit Blick nach Süden ausgerichtet sein. Auch wird sehr begrüßt, wenn beim Entkleiden, Waschen und Ankleiden des Toten enge Familienmitglieder mithelfen können oder diese Handlungen selbst durchführen dürfen.

Islam

Die Obduktion wird im Koran nicht explizit erwähnt, wobei allerdings in der Sunna – das sind überlieferte Aussprüche oder Gepflogenheiten des Propheten Muḥammad – und deren Interpretation durch muslimische Gelehrte eine Autopsie mit Vorbehalten zugelassen werden kann. Die forensische Obduktion, die einen unklaren und nichtnatürlichen Todesfall aufklären soll, wird von Muslimen allgemein bejaht, wenn eine Autopsie medizinisch notwendig ist und durch diese Obduktion wichtige Erkenntnisse gewonnen werden, die anderen kranken Menschen mit gleichartigen Leiden zugutekommen. Bei notwendiger Zustimmung (DE, CH) gilt, dass nur wenn sich die verstorbene Person zu Lebzeiten nicht dazu geäußert hat, für die Vornahme einer klinischen Obduktion die Zustimmung der Bezugspersonen erforderlich ist, bei unmündigen/entmündigten Verstorbenen die Zustimmung des gesetzlichen Vertreters. Wenn andere Methoden zur Verfügung stehen, z. B. eine mikroinvasive Biopsieentnahme oder virtuelle Autopsie (Virtopsy®), ist diese einzusetzen. Basierend auf einer Stellungnahme des Islamic Fiqh Council in Mekka (2013) darf eine Autopsie in drei Fällen vorgenommen werden: 1) zur rechtlichen Abklärung der Todesursache in Kriminalfällen, 2) zum besseren Krankheitsverständnis und 3) sofern sie zu Lern- und Lehrzwecken dient und dafür keine Ersatzmethode zur Verfügung steht.

Der Tod ist für Muslime der Übergang in eine andere Daseinsform und gebietet größten Respekt im Umgang mit dem toten Körper.

Zu den Vorbereitungen für das Begräbnis gehört die rituelle Leichenwäsche, bei der der Körper von einem Angehörigen des eigenen Geschlechts gewaschen und in die Totentücher gewickelt wird. Das Begräbnis soll möglichst rasch stattfinden, damit der Körper im Grab seine Ruhe findet.

Ein respektvoller Umgang mit der Leiche umfasst deren Bedeckung außerhalb des Untersuchungsprozesses bzw. die Aufdeckung nur jener Körperteile, die gerade untersucht werden. Optimal wäre es, wenn Angehörige desselben Geschlechts die Untersuchungen vornehmen bzw. mit der Leiche in Berührung kommen.

Nach der Obduktion sollte der Leichnam möglichst wieder so aussehen wie vorher. Alle Körpergewebe und Organe sollen in diesen wieder vollständig zurückgelegt werden, damit sie gemeinsam bestattet werden können.

Vorschriften des Islams für die Waschung und die Bestattung:

- rituelle Waschung mit Kampfer im Waschwasser
- Gebet
- Erdbestattung (Feuerbestattungen sind verboten!)
- Ausrichtung nach Mekka. Der Verstorbene ist entweder auf dem Rücken mit den Füßen Richtung Mekka und leicht angehobenem Kopf oder auf der rechten Seite mit Gesicht Richtung Mekka zu bestatten.

Jehovas Zeugen

Die Zeugen Jehovas sollen die Grundwerte des Urchristentums leben, wobei Jehova für sie den allmächtigen Vater darstellt, eine reale Persönlichkeit, mit der durch Christus den Erlöser und Fürsprecher geredet werden kann. Das Leben ist grundsätzlich heilig, daher sind vernünftige und menschenwürdige Anstrengungen zu unternehmen, es zu erhalten bzw. zu verlängern. Gegen die Obduktion als solche bestehen keine religiösen Bedenken.

Judentum

Aus der sogenannten halachischen Sicht (jüdisches Religionsgesetz) sind Obduktionen im Judentum grundsätzlich streng verboten, da ein Leichnam unversehrt bleiben soll. Der Körper des Menschen ist nach seinem Tod heilig, sodass jede Entwürdigung z. B. auch durch eine Autopsie nicht erlaubt ist, weil die Seele darunter leidet, die mit dem Körper des Verstorbenen bis zur Bestattung verbunden ist. Zudem behindert ein verzögertes Begraben, selbst nur eines einzigen Körperteils, die Totenruhe.

Dennoch bestehen innerhalb des Judentums verschiedene Strömungen von liberal bis orthodox, die sich gewisse Grundprinzipien teilen, aber durchaus in speziellen Fragen unterschiedliche Auffassungen vertreten. Daher muss immer der Einzelfall betrachtet und bewertet werden. Ausnahmen werden nämlich gestattet, wenn z. B. durch eine Autopsie das Leben eines Kranken/Angehörigen gerettet werden kann oder es um die Aufklärung eines Verbrechens geht. Zur Obduktion kann also beim Zutreffen des Prinzips der unmittelbaren Lebensrettung *(Lefaneinu)* zugestimmt werden, muss aber nicht. Dies kann bei genetischen Erkrankungen gelten, wenn weitere Familienangehörige involviert sind. Ebenso kann eine Autopsie mit gerichtsmedizinischer/juristischer Begründung zulässig sein.

Grundsätzliches nach der modernen Halacha:

- Pflicht, den Toten so rasch wie möglich vollständig zu bestatten
- Vom Leichnam darf kein Profit gezogen werden.
- Die Verzögerung der Bestattung ist nur zulässig, wenn dies der „Ehre" des Verstorbenen dienlich ist (z. B. Eintreffen der nächsten Verwandten abwarten).
- Eine Lebensrettung ist in jedem Fall prioritär und verdrängt praktisch alle anderen jüdischen Religionsgesetze.

Eine anatomische Sektion widerspricht z. B. dem jüdischen Grundsatz, aus dem Leichnam keinen Nutzen ziehen zu dürfen. Gleiches gilt für die alleinige Feststellung der Todesursache, beispielsweise aus statistischen Gründen. Derartige Begründungen rechtfertigen keinesfalls die Verletzung der Heiligkeit des Körpers und stören somit die Totenruhe.

Praktisches Vorgehen

Grundsätzlich sollten die Eingriffe so gering wie möglich sein. Die Obduktion sollte auch nach Möglichkeit in einem Leichensack erfolgen, damit keine Körperflüssigkeiten verloren gehen. Alle Organe sind wieder in den Körper zurückzugeben. Das zeitliche Intervall zwischen Todeseintritt und Obduktion sollte möglichst kurz sein, um eine rasche Beerdigung zu ermöglichen. Die Eingriffe am Körper sind aber auf ein Minimum zu beschränken. Auch bei Probenentnahmen sollte möglichst sparsam vorgegangen werden.

Der Obduzent soll pietätvoll mit dem Körper und seinen Organen umgehen, aber auch der Umgangston im Seziersaal muss der Würde des Menschen angemessen sein. Organreste und auch Blut müssen zurückbehalten werden und – falls nicht für diagnostische Zwecke dringlich gebraucht – mit dem Leichnam zusammen bestattet werden. Wissenschaftliche Aufbewahrung von Organen/Biopsaten vom Verstorbenen für mögliche Studien ist aus jüdischer Sicht nicht zulässig!

Zudem könnten viele Fragen auch durch postmortale Bildgebung geklärt und/oder durch postmortale Biopsie/Endoskopie gelöst werden. Aus der halachischen Sicht ist dieses Vorgehen mehr einer eingehenden Inspektion als der traditionellen Dissektion zuzurechnen. Aus jüdischer Sicht sind daher diese Verfahren unbedingt vorzuziehen!

Ist sich der Ausführende unsicher, so ist die Rücksprache mit Familie und/oder Rabbinat der beste und menschlich korrekte Weg, um der Situation, der Medizin und dem Gesetz genüge zu tun.

8 Verabschiedung – Angehörigengespräch

Eine weitere bislang nicht so bekannte Aufgabe der Autopsie ist/kann/soll die Unterstützung der Hinterbliebenen sein. Bisher standen Information bzw. Aufklärung von Hinterbliebenen über den Todesfall nur dann im Vordergrund, wenn versicherungsrechtliche Interessen oder finanzielle Ansprüche bestehen. Das menschliche oder psychische Informationsbedürfnis gilt als nicht notwendig und wird teils sogar brüsk zurückgewiesen. Dabei wird von einer falsch verstandenen Interpretation der rechtlichen Rahmenbedingungen ausgegangen. Verständnis wurde und wird den Angehörigen größtenteils nur dann entgegengebracht, wenn ein tragischer, meist unerwarteter Tod eingetreten ist. So war es in erster Linie im Bereich der Gerichtsmedizin üblich, mit den Angehörigen ein Informationsgespräch bzgl. des Sterbefalles zu führen. In der klinischen Pathologie war dies praktisch eine Ausnahmesituation und der Autor hat es sich gerade wegen seiner vorhergehenden Erfahrung aus der Gerichtsmedizin zur Aufgabe gemacht zu hinterfragen, inwieweit Hinterbliebene nicht doch mehr Interesse an einem postmortalen Gespräch zum Todesfall zeigen. So wurde ein Pilotprojekt initiiert, bei dem Hinterbliebenen die Möglichkeit geboten wurde, ein ärztliches Trauergespräch mit dem Pathologen nach der Verabschiedung und Obduktion zu führen. Dieses fand weit mehr Zuspruch als erwartet. Einerseits empfanden es viele klinische Kollegen als eine Entlastung, solche Gespräche nicht in der Hektik des Alltages führen zu müssen. Andererseits konnten etliche Vorwürfe, die gegenüber der medizinischen Behandlung erhoben wurden, in Ruhe geklärt werden, womit sowohl den agierenden Ärzten als auch den Angehörigen sehr geholfen war. Überdies war es möglich, viele Hinterbliebene von Selbstvorwürfen zu entlasten, die glaubten an dem Versterben einen negativen Anteil gehabt zu haben. Die zusätzliche diagnostische Gewissheit zu wissen, woran der geliebte Mensch verstorben ist, wurde als seelische Erleichterung wahrgenommen. Insgesamt wird dadurch eine gesunde Trauerarbeit möglich. Medizinisch-fachlich konnten zudem unbekannte Erkrankungen mit Erbgang aufgedeckt werden. Dies ermöglichte den betroffenen Hinterbliebenen, eine genetische Beratung in Anspruch zu nehmen und so in ein Vorsorgeprogramm eingebunden zu werden. Damit ist gewährleistet, dass frühzeitige therapeutische oder präventive Maßnahmen möglich werden.

In Erweiterung der palliativen Betreuung des Sterbenden und seiner Angehöriger kann somit den Hinterbliebenen nach dem Tod eines nahen Angehörigen zu der Möglichkeit einer stillen Verabschiedung ein besonderes Vorsorgeangebot unterbreitet werden, das nach Erfahrung des Autors die Trauernden sehr wertvoll unterstützt.

Die Zusammenhänge sollten dabei allgemein verständlich erklärt werden, auch das Wie und Warum des Todes erläutert werden. Hierbei ist es ebenso möglich, belastende Fragen der Trauernden zu beantworten, z. B.: „Musste er leiden? Warum die verzerrten Gesichtszüge? – Sind dies Zeichen eines schmerzvollen Todeskampfes? Trage ich Schuld am Tod? Hätte ich den Tod verhindern können?"

Durch die Erläuterung der Todesursache wird den Hinterbliebenen Gewissheit über die Art des Todes gegeben. Der eingetretene Tod wird dadurch greifbarer, die anstehende Trauerarbeit erleichtert und falsche Schuldgefühle eliminiert. Darüber hinaus wird im persönlichen ärztlichen Gespräch auf falsche Lebensweisen oder Risikoverhalten des Verstorbenen hingewiesen – der traurige Schicksalsschlag erlaubt damit den Angehörigen, Schlussfolgerungen für das eigene Leben bzw. für die eigenen Kinder zu ziehen und somit prophylaktische Maßnahmen zu ergreifen, die ebenso medizinisch fundiert erläutert werden können.

Unentdeckte Krankheiten, unklare Symptome oder eigenartige Verläufe werden genauso besprochen und mögliche Erbkrankheiten aufgezeigt. Ein möglicher Gewebetest klärt darüber auf, ob z. B. ein Tumor oder eine chronische Erkrankung erblich sind. Sofern dies zutrifft, kann den Trauernden eine genetische Beratung vermittelt werden.

Eingetretene Komplikationen und vermeintliche Fehler bei der Behandlung werden ebenso aufgezeigt und besprochen. Die Wirksamkeit bzw. das Versagen therapeutischer Maßnahmen wird erklärt, um auch hier auf evtl. familiäre Resistenzen hinzuweisen.

Gleichzeitig erlaubt diese Beratung einen Einblick in die psychosoziale Situation der Hinterbliebenen – eine ggf. notwendige weiterführende Beratung bzw. Vermittlung an Sozialreferat, Nervenarzt oder Psychotherapeuten kann angeboten werden.

Durch diese Tätigkeit gewinnen die Angehörigen eine Reihe von Informationen rund um den Tod, die unmittelbar auf die Vorsorge seelischer wie auch auf die Vermeidung bzw. Früherkennung organischer Krankheiten Einfluss haben. Der alte anatomische Spruch „Hic mors vivos docet" (Hier lehrt der Tod die Lebenden) erhält so eine moderne Sinnhaftigkeit. Hinterbliebenenbetreuung ist daher ein Beitrag zur Seelenhygiene und Salutogenese Trauender.

Natürlich ist dies ein mögliches Zusatzangebot, das primär nicht zu den Kernaufgaben der Pathologie zählt. Selbstverständlich richtet sich diese Anregung an alle Ärzte, die sich dazu berufen fühlen. An sich gehört die Betreuung Hinterbliebener zu den traurigen Angelegenheiten von Ärzten, die deswegen nicht immer gerne ausführlich wahrgenommen werden. Lieber werden andere Berufsgruppen in der Trauerarbeit gesehen. Dieser multidisziplinäre Zugang ist auch gut so, dennoch ist ein ärztliches Trauergespräch neben den letzten menschlichen und fachlichen Diensten von Bestattung, Seelsorge, klinischer Psychologie und anderen ein ganz wichtiger Puzzlestein in der Bewältigung einer bitteren Stunde der Angehörigen.

Die Verabschiedung wird heutzutage sehr oft bereits bei der Bestattung oder auch auf der Station erledigt. Hier ist es immer wieder ein Thema, ob Angehörige verabschiedet werden sollen/müssen. Dazu muss ein deutliches Ja gesagt werden! Selbst wenn der Körper außergewöhnlich drastische Verletzungen aufweist, kann dem Angehörigen die Möglichkeit gegeben werden, z. B. bei abgedecktem Körper nur die Hand zu halten oder auch thanatopraktisch u. U. mit Verbänden allzu belastende Anblicke zu korrigieren. Wichtig ist immer die Selbstbestimmtheit der Menschen – nur der Angehörige entscheidet. Als Fachleute beraten wir, aber die Zeit der Bevormundung ist längst vorbei. Abzulehnen ist dominantes, wenig einfühlendes Vorgehen, die Angehörigen selbst zu verstümmelten Leichen unter dem Zwillingsreifen eines Lkw zu schleppen, weil das so sein soll. Dezidiert: Nein! Der Autor musste immer wieder feststellen, dass diese Pseudolehrmeinung noch mehr traumatisiert als der Schicksalsschlag alleine. Auch der Wunsch, sich nicht am offenen Sarg zu verabschieden, ist zu respektieren. Andererseits darf gerne Mut gemacht werden. Film und Fernsehen zeigen heute z. B. Schussopfer, die einem auf der Couch gruseln lassen. Diese künstlichen Bilder entfalten gerade bei den Angehörigen realer Schussopfer heftige Ängste und Befürchtungen. Der Anblick des geliebten Menschen, dessen Schusswunde mit einem Verband abgedeckt wurde, lässt die teils surrealen Kopfbilder wieder verschwinden und der Angehörige kann in Ruhe und Frieden abschließen.

9 Technisch-praktischer Abschnitt

Allgemeine Grundsätze

Alle medizinischen Grenzbereiche erfordern Sensibilität und ethisches Verantwortungsbewusstsein. Dies gilt im besonderen Maße für die Prosektur einer Pathologie. Daher sollte jeder Obduzent sowie alle an einer Autopsie teilnehmenden Personen dem Leichnam des Verstorbenen mit Respekt und Ehrfurcht begegnen. Ist doch mit den Worten Hamperl's „die Auskunft, die uns die Toten über ihre Leiden geben sollen, der letzte Dienst, den Ihr Körper uns, den Lebenden, erweist". Die Ehrfurcht vor den toten Mitmenschen sollte unsere ganze Haltung im Seziersaal und auch außerhalb des Seziersaales bestimmen. Wahrnehmungen und Erfahrungen aus dem Seziersaal dürfen nicht Gegenstand von Gesprächen in der Disco, WhatsApp-Chat-Gruppen oder Social-Media-Interaktionen sein. Dieses Verhalten hinterlässt allzu häufig eine völlig unprofessionelle Vorstellung von einer Obduktion und trägt dazu bei, das allgemein vorherrschende Bild von Pathologen mit den völlig verfälschten Berufsbildern einiger TV-Helden von Crime Scene Investigation (CSI) und Co. zu vergleichen. Einer fachlichen Diskussion zwischen Kollegen unter Wahrung der Anonymität der obduzierten Person ist aber nichts entgegenzuhalten. Diese ethische Grundeinstellung zu dem Toten wirkt sich auch auf die Obduktion selbst aus, indem alles vermieden wird, das zur groben Verunstaltung des Leichnams führt. Es verbieten sich daher Schnitte an Gesicht, Händen oder ausgedehnte Eventerationen zur Archivierung. Natürlich sind Gewebsentnahmen für die histologische Diagnostik sowie die Archivierung besonderer und seltener Organveränderungen notwendig, auch zulässig. Doch sollte in jedem Einzelfall abgeschätzt werden, ob eine adäquate Fotodokumentation nicht ausreicht, um Wissenschaft und Lehre gerecht zu werden.

Die im folgenden Abschnitt geschilderte Methode der Leichenöffnung repräsentiert eine von vielen ausgeübten Techniken, eine Obduktion durchzuführen. Jede der verschiedenen Methoden weist Vor- und Nachteile auf, sodass es daher kein ideales und einheitlich durchgeführtes Verfahren in den einzelnen pathologisch-anatomischen Instituten gibt. Dennoch, so verschieden die Methoden, so einheitlich müssen sie grundsätzlichen Forderungen entsprechen.

Eine der wesentlichsten Forderungen der Wiener Sektionstechnik, die sich von Karl von Rokitansky ableitet, besteht darin, die anatomisch-funktionellen Zusammenhänge zu wahren. Daher erfolgt erst nach einer In-situ-Inspektion (d. h. an Ort und Stelle in der Leiche) eine En-bloc-Entnahme der Organe unter Wahrung des Zusammenhanges der Organsysteme. Auch die Schnittführung durch die Organe soll derart angepasst sein, dass diese nicht mit einem Schnitt in zwei Teile zerlegt werden, sondern eine Parenchymbrücke bestehen bleibt. Somit ist jederzeit eine Rekonstruktion der ursprünglichen Größe und der Form möglich. Auch ist eine große, glatte Schnittfläche zur Beurteilung vorteilhafter als zahlreiche kleinere Schnittchen.

Von großer Bedeutung ist es, einen postoperativen Situs in seinen Zusammenhängen darzustellen und zu erhalten. Es gilt der alte Grundsatz: „Was der Chirurg verbunden hat, soll der Pathologie nicht trennen." Daher wird nicht durch eine Anastomose geschnitten, sondern an ihr vorbei, eine Laparotomiewunde wird umschnitten, statt eröffnet usw.

Die makroskopische Diagnostik ist in der Pathologie von großer Bedeutung, denn diese Befunde sind für das weitere Vorgehen entscheidend. Die Qualität der histologischen Befundung ist nämlich von der makroskopischen Voruntersuchung insoweit abhängig, als diese festlegt, welche Gewebsstücke feingeweblich aufgearbeitet werden.

Die Makropathologie ist aber auch für alle anderen Kollegen bedeutsam, die später in einem operativen Fach oder in ärztlichen Bereichen mit hohen Makroskopieanteil

(z. B. Dermatologie) tätig werden. Insbesondere der Chirurg entscheidet, welches Gewebsstück zur Gefrierschnittuntersuchung übersandt wird oder der endoskopierende Kollege stellt makromorphologische Diagnosen und entscheidet die Biopsiestelle – d. h., die *Qualität der histopathologischen Diagnostik ist unmittelbar von der Qualität der makromorphologischen Beurteilung abhängig und folglich auch die optimale klinische Therapie der betroffenen Patienten!*

Kriterien der Organbefundung

Zur Beurteilung eines Organs, um etwaige pathologisch-anatomische Veränderungen zu erfassen, ist unbedingt eine systematische Untersuchung notwendig. Hierzu werden die Lage und Form der Organe, deren Größe und Gewicht, die Organfarbe, die Oberfläche, die Schnittfläche und deren Konsistenz sowie Kohärenz beurteilt.

Organbeschreibung

1. Lage und Form
2. Größe und Gewicht
3. Organfarbe
4. Oberfläche, Schnittfläche
5. Konsistenz und Kohärenz
6. Geruch

1. Lage und Form der Organe

Bei der In-situ-Inspektion sind Organverlagerungen wie eine Beckenniere oder Hernien oder sogar ein Situs inversus festzuhalten. Bezüglich der Form sind Erfahrungen aus der Anatomie hilfreich und jede Veränderung wie plumpe Ränder der steatotischen Leber sind zu beschreiben.

2. Größe und Gewicht

Auch hier gilt der Vergleich mit dem Normalorgan, wobei entsprechende Veränderungen durchaus im schriftlichen Befund in Form von „vergrößert" oder „verkleinert" beschrieben werden können. Zur genauen Dokumentation sollten jedoch die Organmaße in Zentimetern bzw. Millimetern sowie das Gewicht in Gramm/Kilogramm angefügt werden. Grundsätzlich, v. a. an Universitäten, wäre jedes Organ des Körpers zu wiegen und zu messen. In anderen Prosekturen soll von Fall zu Fall abgewogen werden, inwieweit Personal- und Zeitressourcen dies für notwendig erscheinen lassen. Jedenfalls sind Herz, Lungen, Leber, Milz und Nieren – sprich die großen Organe – derart abzubilden.

Die Größe herdförmiger Veränderungen, z. B. Tumormetastasen, wird zweckmäßig in Zentimeter angegeben, wobei auch die räumliche Dimension berücksichtigt wird (z. B. 5 × 3 × 2 cm). Vergleiche mit verschiedenen Früchten oder Fruchtkernen sind zwar anschaulich, sie können jedoch nicht als exakte Beschreibung gelten, da diese Objekte oft eine unterschiedliche Größe aufweisen. Daher können Begriffe wie kindskopfgroß, hühnereigroß von unterschiedlichen Betrachtern unterschiedlich quantitativ eingeschätzt werden.

3. Die Organfarbe

Die Organeigenfarbe wird durch den Blutgehalt und eventuell eingelagerte Pigmente bestimmt, das Rot des Hämoglobins führt zur hellroten Organfarbe bzw. das sauerstoffarme Blut lässt Organe dunkelblaurot bis düsterrot erscheinen. Düsterrote Organverfärbungen zeigen daher z. B. eine venöse Stauung an. Eine Anämie oder Ischämie lässt die Organeigenfarbe deutlich hervortreten, das Parenchym wirkt abgeblasst. Bei Vorliegen eines Ikterus werden durch die Abbauprodukte des Hämoglobins Haut, Schleimhäute und/oder Organe gelb bis gelblich-grünlich getönt. Auch Pigmentablagerungen bewirken Farbänderungen: Anthrakose – schwarz; Hämosiderose – braun; Melanin – schwarzbraun bis tintenschwarz, bei geringen Mengen rauchgrau; Lipofuscin (Alterspigment) – rostbraun. Einen hellgelben Farbton weisen Organe mit Verfettung, frischen (12–24 h) ischämischen Nekrosen (lehmfarben) oder auch gelblich-rahmigen Eiter auf. Schmutzig-grünliche, schwärzliche Verfärbungen sind bei Fäulnisprozessen (Gangrän) aufzufinden.

4. Oberfläche, Schnittfläche und Hohlräume

Organoberflächen sind durch den *Serosaüberzug* üblicherweise zart, glatt, glänzend und durchsichtig. Fibrinauflagerungen lassen die Oberfläche matt, glanzlos und rau (verdickt) erscheinen, wobei frische Fibrinbeläge leicht, ältere Fibrinbeläge kaum abstreifbar sind. Die Oberflächenbeschaffenheit wird durch zartes Darüberstreifen mithilfe des trockenen Hirnmessers geprüft. Auch Rötungen sowie bindegewebige Adhäsionen oder Schwielen (verdickte, matte Serosa) als Zeichen einer älteren, abgelaufenen Entzündung sind festzuhalten.

Serosaüberzug	
regulär	**pathologisch**
zart	verdickt
glatt	rau, mit Auflagerungen
glänzend	matt
durchsichtig	trüb, undurchsichtig

Insbesondere ist auch auf Blutungen wie Petechien oder Ekchymosen zu achten. Oberflächen können sich fein oder grob, regelmäßig oder unregelmäßig granuliert, höckrig, körnig, lappig oder faltig darstellen. Zusätzlich wird bei der Schnittfläche der abfließende Gewebssaft, die Farbe und die Parenchymzeichnung beurteilt. Bei der abfließenden Flüssigkeit ist festzuhalten, ob es sich um Blut, Ödemflüssigkeit, Schleim oder Eiter handelt. Bei der Farbbeurteilung der Schnittfläche gilt derselbe Grundsatz wie bei der Organfarbe. Die Struktur des Organs kann verwaschen (z. B. bei degenerativen Prozessen oder Ödemen) oder im Ganzen wie bei einer Leberzirrhose verändert sein. Auch der Inhalt von Gefäßen oder Bronchien ist festzuhalten (Blutgerinnsel, gelblich-rahmiger Eiter, Schleim). Bei herdförmigen Veränderungen ist darauf zu achten, ob diese im Niveau eingesunken oder hervorstehend (prominierend) sind. Weiters ist die Art der Abgrenzung (scharf, unscharf), deren Größe, deren Form, deren Farbe, deren Konsistenz, deren Glanz und die Schnittfläche zu beurteilen (z. B. bronchopneumonische Herde: graurot, gekörnt, trocken, unscharf begrenzt, leicht prominierend und fest).

Bei der Beurteilung von Hohlorganen oder -räumen gilt es, die Weite, die Größe der Öffnung, die Dicke und die Konsistenz der Wand sowie die Beschaffenheit der Innenfläche und deren Inhalt festzuhalten. Der Inhalt kann klar, trübe, fadenziehend oder auch flüssig (blutig tingiert, schwärzlich – Melaena), breiig oder fest sein.

5. Konsistenz und Kohärenz

Konsistenz: Nachdem ein Organ zunächst optisch beurteilt wurde, kann durch Betasten desselben die Konsistenz geprüft werden. Die Konsistenz kann entweder erhöht (fest, derb, steif, hart) oder vermindert (teigig weich, schlaff, breiig, zerfließlich) sein. Schlaffe, weiche Organe mit herabgesetzter Konsistenz erscheinen zusammengefallen mit runzeliger Kapsel. Nach Einschneiden fällt die Schnittfläche quasi in sich zusammen. Die Festigkeit von Organen oder Herden wird mit dem Tastsinn geprüft, und zwar derart, als ob es sich um ein Organ eines Lebenden handelt. Ein zarter Fingerdruck reicht in der Regel aus, um die Konsistenz zu beurteilen.

Kohärenz: Veränderungen der Kohärenz sind meist die Folge einer Bindegewebsvermehrung oder Ausdruck degenerativer Parenchymschädigungen, wie ein Versuch, das Organ im erzeugten Einschnitt weiter einzureißen, sehr gut zeigt, wobei sich dies z. B. nur abnorm zäh oder sehr leicht durchführen lässt. Auch ein leichtes Einbrechen bei Erhebung des Tastbefundes in das Parenchym (z. B. bei bronchopneumonischen Herden) zeigt die herabgesetzte Kohärenz des Parenchyms. Auch das vermehrte abstreifbare Milzparenchym lässt diesen Rückschluss zu.

6. Der Geruch

Auch die Geruchsempfindungen sind nach wie vor hilfreiche Befunde, sodass diese nicht vernachlässigt werden sollten. Der Acetongeruch beim Coma diabeticum, der Geruch nach roher Leber beim Leberkoma oder der Ammoniakgeruch (oder auch Uringeruch) bei Urämie wie auch der Fäulnisgeruch bei der Gangrän sind wertvolle Zusatzbefunde. Auch diverse Vergiftungen können sich in bestimmten Geruchswahrnehmungen äußern: aromatischer Geruch bei Alkoholisierung (verursacht durch Aromastoffe des Getränks), Bittermandelgeruch bei Zyankali, Zwiebelgeruch bei Phosphorvergiftung oder der Geruch nach Knoblauch bei Arsenvergiftung.

Ausführung der Leichenöffnung

1. Praktische Hinweise

a) Wie zuvor in den rechtlichen Grundlagen geschildert ist vor einer Obduktion ausnahmslos jeder Leichnam (auch Leichenteile sowie Tot- oder Frühgeborene) zu beschauen. Teilweise wird diese Beschau bereits von klinischen Kollegen durchgeführt, wobei in derartigen Fällen seitens der Pathologie jedenfalls eine weitere angeschlossen werden muss. Die gesetzliche Pflicht zur Abhaltung der allgemeinen Totenbeschau ist durch das jeweilige KAG für Spitalsobduktionen und in den Landesbestattungsgesetzen für die sanitätspolizeiliche Obduktion geregelt. Die gerichtliche Obduktion ist hingegen in der StPO geregelt und unterliegt damit juridisch anderen Grundlagen (siehe Rechtsgrundlagen), fachlich bestehen aber weitgehend analoge Kriterien. Die allgemeine und spezielle Totenbeschau an sich kann bereits viele Informationen über den Verlauf der Grundkrankheit, eventuell aufgetretene Behandlungskomplikationen oder vielleicht auch den Lebensstil der Person geben. Immer ist die elektronische/schriftliche Krankenakte notwendig, zumindest sollte ein ärztlicher Decursus morbi bzw. ein Behandlungsschein vorliegen. Überdies sind klinische Kollegen herzlich willkommen, der Obduktion ihres Patienten beizuwohnen, da oftmals der klinische Kontext in Einklang mit der pathologischen Morphologie den entscheidenden Hinweis auf diagnostische Unklarheiten im Krankheitsverlauf und/oder die unmittelbare Todesursache gibt.

b) Das Abspülen der Organe und ihrer Schnittflächen mit Wasser ist wünschenswert, wohl auch notwendig, dennoch ist ein längeres „Baden und Waschen" der Organe zu vermeiden. Dabei werden die Organfarbe und die Feinheiten des Organbaues derart verändert, dass dadurch die Histomorphologie bei einer eventuellen feingeweblichen Aufarbeitung nicht mehr ausreichend beurteilbar ist.

   Der Obduktionstisch sollte während einer Obduktion immer so ordentlich und sauber wie möglich gehalten werden. Blut, Darminhalt und sämtliche andere Materialien sind immer so schnell wie möglich abzuspülen, um eine saubere Arbeitsfläche zu gewährleisten. Spitze sowie scharfe Instrumente, die im Augenblick nicht benützt oder nach dem letzten Gebrauch weggelegt werden, sollten immer – am besten an einer Stelle am Tisch – positioniert und sofort mit Wasser abgespült werden. Dies ist nicht nur im Sinne der eigenen Sicherheit, sondern auch für den anschließend tätigen Obduktionsassistenten (Prosekturgehilfen) von großer Bedeutung, der sich bei der Vorbereitung der Leiche für die Einsargung an einem unter den Organen befindlichen Messer verletzen könnte. Ordnung und Sauberkeit verleihen einer Obduktion ebenso eine Art „ästhetischer Würde", die den u. U. anwesenden klinischen Kollegen sowie auch Studenten nicht abstößt. Nichts schadet der interdisziplinären Zusammenarbeit im Seziersaal und dem Bild vom Obduzenten mehr als ein an eine Schlachtbank erinnernder Eindruck.

Die Reinlichkeit, die für den Obduktionstisch vonnöten ist, gilt auch für den Obduzenten selbst. Die alte Legende, dass große Pathologen eine Obduktion im Frack vornahmen, ist wohl gut erfunden, sollte aber als nicht gänzlich realisierbares Ideal dienen.

c) Grundsätzlich steht der Obduzent auf der rechten Seite der Leiche und verlässt diesen Platz nur zu bestimmten Tätigkeiten, wie etwa der Sektion des Kopfes. Der ständige, unruhige Platzwechsel während einer Obduktion ist unnötig.

d) Bei Verwendung eines Messers ist die ganze Schneide zu nützen und ein kräftiger, glatter Schnitt zu führen. Ein gezogenes, stumpfes Messer schneidet noch immer besser als ein bloß gedrücktes scharfes. Auch eine stumpfe Schere ist noch gut verwendbar, wenn die Blätter nahe dem Gelenk benützt werden. Die Schere sollte mit dem Daumen und mit dem vierten Finger gehalten werden, die Spitze des zweiten Fingers ruht auf dem Gelenk, womit die sichere Führung des Instrumentes gewährleistet wird.

e) Die Sondierung von Hohlorganen darf nie mit Gewalt, sondern nur mit Feingefühl vorgenommen werden.

f) Um die Gefahr einer Infektion oder Verletzung im Seziersaal herabzusetzen, sollte eine entsprechende Arbeitskleidung (Gummischürzen, Mundschutz, ggf. spezielle schnittfeste Handschuhe ...) selbstverständlich sein. Auch hier sind besondere Sorgfalt und Sauberkeit während der Obduktion wesentlich; dies gilt insbesondere bei Leichenöffnungen von Patienten, mit Verdacht auf eine meldepflichtige Infektionserkrankung (z. B. Tuberkulose, Creutzfeld-Jakob-Erkrankung ...). Hierzu sind auch geeignete Infektionssezierräume zur Verfügung zu stellen. Der mögliche Kontakt mit Körperflüssigkeiten in Form von Aerosolen kann durch das Tragen eines Mundschutzes und von Schutzbrillen vermieden werden. Im Fall einer am Sektionstisch erlittenen Verletzung sollte die Obduktion sofort unterbrochen und die Wunde entsprechend versorgt werden. Auch sollte nicht, aus falscher Scham heraus, vor einer klinischen Versorgung zurückgeschreckt werden, denn die Anwesenheit reichlicher, z. T. infektionstüchtiger Keime bedarf einer ausreichenden und fachkundigen Desinfektion und Versorgung. Weiters sollte umgehend eine Meldung an den Betriebsarzt erfolgen. Da jeder Leichnam als potenziell infektiös angesehen werden muss, ist es vonnöten, durch entsprechende Untersuchungen und Prophylaxe vor etwaigen Spätfolgen eine Infektion zu verhindern.

Bei entsprechender Einhaltung hygienischer Grundmaßnahmen ist eine durch die Obduktion erworbene Infektion jedoch sehr selten.

2. Die Instrumente

Das für die Durchführung einer Leichenöffnung erforderliche Instrumentarium ist in Abb. 8 dargestellt. Diese üblicherweise verwendeten Instrumente werden für spezielle Zwecke (Eröffnung des Wirbelkanals, der Nasennebenhöhlen oder der Mittelohren etc.) durch weitere Instrumente (Säge, Meißel, Rasparatorium ...) ergänzt. Um die hygienischen Grundmaßnahmen einzuhalten, ist es auch wichtig, geeignete Instrumente für die Eröffnung knöcherner Höhlen wie der Schädelkalotte zu verwenden. Da bei Sägearbeiten immer Knochenstaub aufgewirbelt wird, sollte eine elektrische Säge mit angeschlossener Absaugevorrichtung verwendet oder der Schädel mit der Handsäge eröffnet werden.

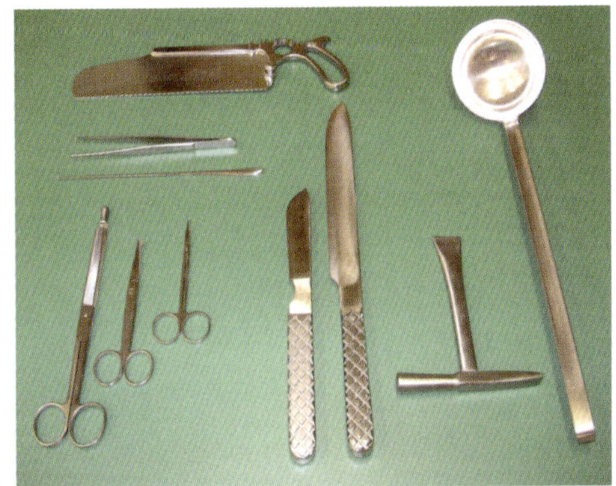

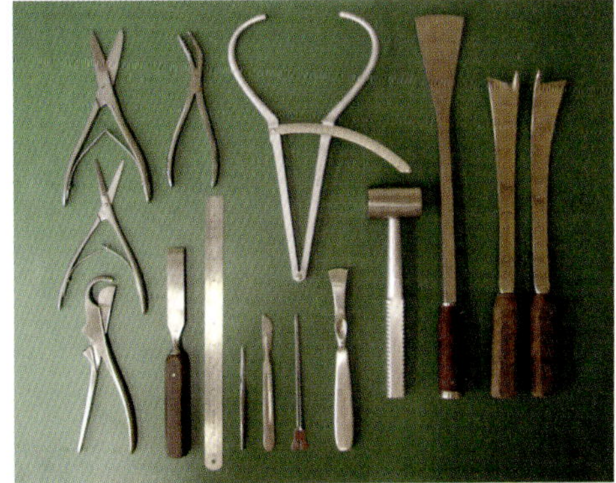

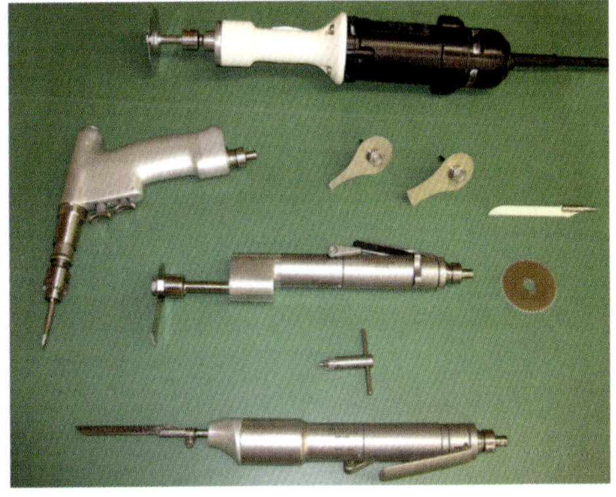

Abb. 8: Instrumente für eine Obduktion

3. Die äußere Besichtigung

Die äußere Besichtigung ist von allergrößter Wichtigkeit, da sie wesentliche Anhaltspunkte über Organveränderungen, die Natur der vorliegenden Erkrankung oder über die Art des Todes liefern. Während bei gerichtlichen Obduktionen die Bekleidung, das Feststellung von Spuren eventueller Gewalteinwirkung, die Todeszeit und die Identität der Leiche durch die äußere Besichtigung beurteilt werden, sind diese Fragen für den Pathologen von geringerer Bedeutung. Der Pathologe sucht hingegen nach Krankheitsspuren, die ihm wertvolle Hinweise für die folgende Obduktion liefern können. Dennoch sollte auch auf forensisch bedeutende Befunde geachtet werden, deren Relevanz eventuell erst später zum Ausdruck kommt. Wunden, insbesondere OP-Wunden, alte Narben, Tätowierungen, Hämatome, Injektionsstichstellen, die Lage und Position von Kathetern, Drainagen, Dauerverweilkanülen oder Frakturen (z. B. Rippenfrakturen nach kardiopulmonaler Reanimation) sind daher zu beschreiben, um ein u. U. erst nach Jahren angefordertes gerichtliches Gutachten ohne Exhumierung zu ermöglichen.

Die Leichenbesichtigung wird mit der Beschreibung des allgemeinen Eindruckes vom Zustand der Leiche begonnen und wird von einer systematischen Inspektion vom Kopf bis zu den Füßen gefolgt.

Allgemeiner Eindruck

Hierbei werden der Ernährungs-, der Erhaltungszustand, die Beschaffenheit der Haut, des Knochenbaus, der Muskulatur und die sicheren Todeszeichen der zu obduzierenden Leiche festgehalten. Der Konstitutionstyp kann auch mitbestimmt werden, seine Bedeutung verliert aber zunehmend an Wert.

Die Bestimmung des **Konstitutionstyps (Habitus)** nach Kretschmer ermöglichte grundsätzlich eine Einschätzung einer Krankheitsdisposition und eines Krankheitsrisikos. Heute ist die Bestimmung nicht mehr so gebräuchlich, da die Aussagekraft von geringerem Wert ist. Kurz seien sie hier nochmals erwähnt:

- Pyknischer Typ: gedrungener Körperbau, rundliches Gesicht, kurzer Hals, dominierendes Abdomen. Der epigastrische Winkel ist stumpf. Pykniker neigen zu Adipositas, Herz-Kreislauf-Erkrankungen, Hypertonie und Stoffwechselerkrankungen wie Diabetes mellitus.

- Leptosomer (asthenischer) Typ: schmaler, hoher Körperbau, schmales Gesicht, langer Hals, dominierender Thorax. Der epigastrische Winkel ist spitz. Astheniker sollten zu respiratorischen Erkrankungen neigen.
- Athletischer Typ: kräftiger Knochenbau, deutlich entwickelte Muskulatur, breite Schultern. Der epigastrische Winkel ist annähernd 90°.

Häufig ist es nicht möglich, der Leiche einen speziellen Habitus zuzuordnen, da Merkmale unterschiedlicher Typen vorliegen. Diese wurden somit als Mischtypen bezeichnet.

a) Der **Ernährungszustand** wird als gut, adipös, reduziert oder kachektisch beschrieben, wobei die Dicke des subkutanen Fettpolsters zur Feststellung dienlich ist. Die Dicke des Fettpolsters wird approximativ ermittelt, indem Daumen und Zeigefinger eine Haut-Subkutis-Falte am Abdomen anheben. Diese Falte entspricht ca. der doppelten Menge des subkutanen Fettpolsters. Eine exakte Messung mit Maßstab kann nach Eröffnung der Abdominalhöhle durchgeführt werden.

   Vermehrtes Fett wird als Adipositas (Obesitas, Fettsucht), Fettarmut als Kachexie (Abb. 9) bezeichnet.

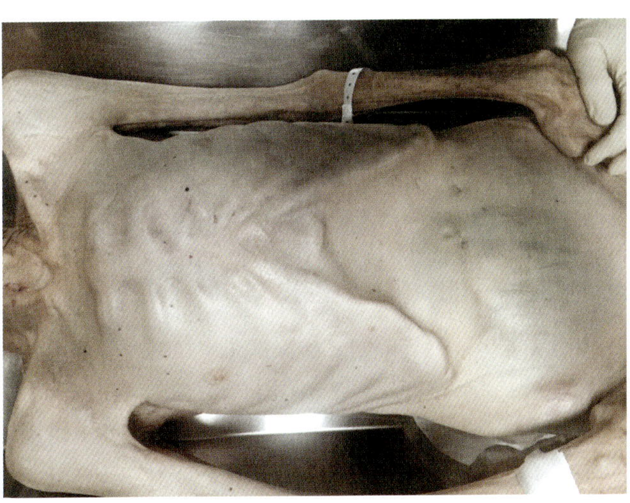

Abb. 9: Kachexie

Die Adipositas weist auf eine überkalorische Nahrungszufuhr, auf Stoffwechselerkrankungen (Diabetes mellitus), auf endokrine Störungen (Morbus Cushing – Stammfettsucht, Vollmondgesicht), auf klimakterische Fettsucht (Hüft-Gesäß-Region) u. v. a. hin. Ein reduzierter oder kachektischer Ernährungszustand lässt sich bei malignen neoplastischen Erkrankungen (Tumorkachexie), bei konsumierenden chronischen Erkrankungen (z. B. Tuberkulose), bei Malabsorptionssyndromen, bei Hunger oder altersbedingt (Marasmus senilis) sowie bei Essstörungen z. B. Anorexie/Bulimie feststellen. Messungen der Körperlänge und des Körpergewichtes lassen den BMI (Body-Mass-Index) erstellen und geben damit einen objektiven Anhaltspunkt auf den Ernährungszustand.

b) Der **Erhaltungszustand** einer Leiche hängt von den äußeren Umständen, von der Aufbewahrung der Leiche, von der Grundkrankheit und von der nach dem Tode verstrichenen Zeit ab. Die Haut mag bereits mazeriert, durch Fäulnis grünlich-schwärzlich verfärbt sein, das Abdomen kann sich durch die Gasentwicklung in den Darmschlingen ballonartig vorwölben. Neben einem Fäulnisemphysem oder Fäulnisblasen der Haut können auch Schaumorgane vorliegen.

c) Im nächsten Schritt sind die **Totenflecke,** deren Position, deren Wegdrückbarkeit zu beschreiben, wobei eine Leiche in Rückenlage möglichst umgedreht werden sollte.

   Bei Prüfung der **Totenstarre** kann auch gleichzeitig die Ausprägung der Skelettmuskelbildung miterfasst werden. Zu Beginn wird die Totenstarre an der Kiefermuskulatur (d. h. am Kiefergelenk) geprüft, indem versucht wird, den Mund zu öffnen. Daran anschließend werden die Extremitäten auf Beweglichkeit in den Ellbogen- und Kniegelenken geprüft, wobei die jeweilige Extremität angehoben wird.

d) Der **Knochenbau** wird an Hand- und Fußgelenken beurteilt, da diese am wenigsten von Weichteilen wie Muskulatur oder Fettgewebe bedeckt sind. Der Knochenbau kann grazil (zart), mittelkräftig oder kräftig sein.

e) Die Beschaffenheit der **Muskulatur** und auch des **Knochenbaus** hängt teils vom Konstitutionstyp ab, ist aber insbesondere von Beruf, sportlicher Aktivität oder von krankhaften Veränderungen wie bei Lähmungsatrophien und dergleichen abhängig. Die Muskulatur wird üblicherweise am Oberarm bzw. am Oberschenkel geprüft und ist durch eine Messung des Umfanges quantifizierbar.

f) Zur Beurteilung der **Haut** wird deren Farbe, deren Spannungszustand (Turgor), die Körperbehaarung, die Farbe der Totenflecke und sonstige Veränderungen beschrieben.

Hautbeurteilung
Farbe
Turgor
Blutungen (Petechien – punktförmig, stecknadelkopfgroß; Suffusionen – flächenhaft; Hämatome – dreidimensional)
Striae
Tumoren
Tätowierungen
OP-Schnittwunden, Narben
Ausschläge (Exantheme, Effloreszenzen)
Verletzungen (Abschürfungen, Hämatome, Rissquetschwunden)

Die übliche Hautfarbe der Leiche wird der Tradition entsprechend als blass-grau-wächsern bezeichnet.

Die Hautblässe, spärlich ausgebildete Totenflecke, blasse Schleimhäute sowie blasse Augenbindehäute sprechen für das Vorliegen einer Anämie. Die Erhöhung des Bilirubinspiegels führt zur Gelbfärbung der Haut (Abb. 10) wie auch der Skleren (Ikterus). Die livid-blaurote (zyanotische) Hautfarbe spricht für das Vorliegen einer herabgesetzten Sauerstoffsättigung des Blutes, wobei diese besonders an Lippen, Schleimhäuten und Fingernägeln erkennbar wird. Eine Stauungshyperämie im Kopf-Hals-Bereich deutet ein oberes Hohlvenensyndrom an, während eine deutliche Rotfärbung der Haut die Folge einer lokalen Entzündung sein kann. Die braune, bronzeartige Hautfarbe ist pathognomonisch für die Addison-Krankheit oder auch für den Bronzediabetes (Hämochromatose) charakteristisch. Eine UV-induzierte Hyperpigmentierung (durch Sonnenexposition, Solarium, Irradiatio nach Strahlentherapie) weist zumeist ausgesparte Areale auf, die selbst bei Ganzkörperexposition nachweisbar sind.

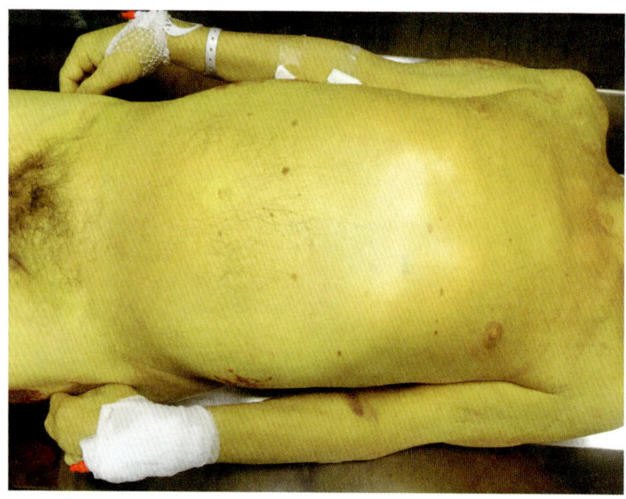

Abb. 10: Ikterus

Die Beurteilung des **Hautturgors** erfolgt durch Anheben einer Hautfalte zwischen Daumen und Zeigefinger. Bei vermindertem Flüssigkeitsgehalt der Haut bleibt diese angehobene Hautfalte in dieser Position bestehen (Exsikkose). Der vermehrte Spannungszustand, zumeist Ausdruck eines Ödems, bewirkt nach Impression der Haut mit dem Daumen eine bestehenbleibende Delle.

Bei Beurteilung der **Körperbehaarung** ist insbesondere auf eine Virilisierung oder Feminisierung zu achten. Eine Virilisierung ist in Folge des Klimakteriums oder bei hormonell aktiven Tumoren oder auch nach Applikation androgen wirkender Medikamente anzutreffen. Eine Feminisierung lässt sich bei Lebererkrankungen aufgrund eines gestörten Östrogenabbaus bei Leberzirrhose, bei endokrin aktiven, östrogen-produzierenden Neoplasmen oder nach Hormontherapie feststellen. Hierzu zählt auch die Vergrößerung der männlichen Brustdrüsen (Gynäkomastie).

Umschriebene Hautveränderungen sind hinsichtlich ihrer Lokalisation, Größe, Form, Oberfläche, Farbe und Beschaffenheit ihrer Abgrenzung zu beschreiben. Hierzu zählen: fleckförmige Veränderungen (Makulae), Knötchen (Papeln), Bläschen (Vesiculae), Eiterbläschen (Pusteln) oder beetartige Erhabenheiten (Quaddeln). Auch sekundäre Veränderungen wie Schuppen, Krusten und Substanzdefekte wie Ulcerationen, Exkoriationen, Rhagaden, Narben und Schwielen (umschriebene Hyperkeratosen) sind zu beschreiben. Des Weiteren dürfen multiple Hautblutungen (Petechien, Ekchymosen), deren Interpretation in Abhängigkeit ihrer Lokalisation ist, nicht außer Acht gelassen werden. Unter Umständen können diese ein Hinweis auf eine hämorrhagische Diathese sein. Ebenso verhält es sich mit Hämatomen und/oder Schwellungen.

g) Zusätzlich ist die Bestimmung von **Gewicht und Körperlänge** wesentlich, wobei bei der Feststellung der Körperlänge darauf zu achten ist, ob Größe und Alter einander entsprechen und die Proportionen der einzelnen Körperteile zueinander gewahrt sind.

Systematische äußere Leichenbesichtigung

a) Kopf

Zunächst werden etwaige Besonderheiten der **Kopf- bzw. Gesichtsform** wie ein Vollmondgesicht bei Morbus Cushing, eine Vergrößerung der Akren bei Akromegalie oder ein Hydrocephalus festgestellt. Bezüglich der behaarten Kopfhaut wird auf ein diffuses oder herdförmiges Effluvium oder auf Verletzungen geachtet. Bei Frauen wird im Gesichtsbereich auf eine eventuelle Barba virilis („Damenbart") geachtet, die für einen Hyperandrogenismus spricht.

Im nächsten Schritt wird die Position der **Augen** im Hinblick auf einen Exophtalmus oder einen Enophtalmus beurteilt. Ein beidseitiger Exophtalmus tritt beim Morbus Basedow, ein einseitiger bei retrobulbären Tumoren auf. Ein Enophthalmus ist häufig bei kachektischen Personen (halonierte Augen) zu beobachten. Auch im Rahmen der sogenannten Horner-Trias ist der Enophthalmus in Kombination mit einer Ptosis und Miosis nachweisbar.

Die **Augenlider** werden auf vorhandene Lidödeme (renal, hypoproteinämisch, lokale Entzündungen), auf Hämatome (bei lokalen Traumata oder sogenannte Brillen- oder Monokelhämatome bei Schädel-Basis-Frakturen) oder Xanthelasmen (bei Hypercholesterinämie oder Diabetes mellitus) geprüft. Mit der anatomischen Pinzette erfolgt nun das Umschlagen der Lider, sodass die Augenbindehäute inspiziert werden können. Sie werden auf ihren Blutgehalt, auf Blutaustritte oder auf eine eventuell vorhandene Gefäßinjektion untersucht. Im Rahmen lokaler Entzündungen ist die Konjunktiva gerötet, bei Anämie abgeblasst, im Rahmen einer hämorrhagischen Diathese sind häufig petechiale Blutungen erkennbar. An den Skleren lässt sich ein frühzeitiger Ikterus bzw. Subikterus durch Gelbfärbung der Skleren erkennen.

Die **Cornea** ist je nachdem, ob die Lider nach dem Ableben geschlossen waren, in ihrer Transparenz erhalten oder getrübt. Ein häufiger nicht pathologischer Befund bei älteren Leichen stellt das Gerontoxon dar, das als graugelblicher Ring an der Sklera-Cornea-Grenze aufzufinden ist.

Die **Pupillen** sind auf deren Weite (mittelweit, eng oder weit), auf Seitengleichheit und auf etwaige Entrundungen zu beurteilen. Jedoch sei angemerkt, dass aufgrund der Totenstarre der Pupillenmuskulatur nur sehr bedingt Rückschlüsse auf etwaige Vergiftungen gezogen werden dürfen. Dennoch sollte eine extreme Weitstellung oder extreme Engstellung immer Anlass sein, diese vorerst festzuhalten. Gerichtsmediziner nehmen derartige Hinweise jedenfalls zum Anlass, weitere chemisch-analytische Untersuchungen durchzuführen. Pathologen sollten hier bei zusätzlichen Hinweisen auf eine Intoxikation nur in Rücksprache mit Polizei bzw. Staatsanwaltschaft auf eine gerichtliche Obduktion drängen.

Die **Nase** soll bezüglich ihrer Form sowie das Nasenskelett in seiner Intaktheit beurteilt werden.

Die Farbe der **Lippen** (zyanotisch, blass) kann Aufschluss über die Oxygenierung des Blutes geben, auch Vertrocknungen geben einen Hinweis auf den Erhaltungszustand der Leiche. Nach Öffnen des Mundes sind der Zustand des Gebisses (intakt bzw. saniert, defekt, fehlend oder prothetisch ersetzt) und die Beschaffenheit bzw. der Blutgehalt der Schleimhaut zu ermitteln.

Zusätzlich werden bei den **Gesichtsöffnungen** sowie bei den äußeren Gehörgängen der Austritt von Flüssigkeiten, Sekreten oder Exsudaten beschrieben. Hierfür kommen Erbrochenes, Blut (evtl. kaffesatzartig), bierschaumartige Flüssigkeit (bei hochgradigem Lungenödem), steifer weißer Schaum (nach Ertrinken), Liquor bei Schädel-Basis-Frakturen oder Eiter in Betracht. Auch sind Magensonden, eine Sengstaken-Blakemore-Sonde nach Ösophagusvarizenblutung und Beatmungshilfsmittel (endotrachealer Tubus, Kombitubus, Guedel-Tubus) zu beschreiben.

b) Hals

Der Hals wird in seiner Länge und seiner Dicke beschrieben und die cervikalen Lymphknoten sowie die Schilddrüse palpiert. Etwaige Vergrößerungen sind festzuhalten und können Anhaltspunkt für Entzündungen, regionären Lymphknotenmetastasen, für lymphatische Erkrankungen (verbackene cervikale Lymphknoten bei Morbus Hodgkin) oder auch für endokrine Stoffwechselstörungen sein. Weiters ist auf Operationsnarben (z. B. Koch'scher Kragenschnitt nach Strumektomie), auf eine Tracheostomie oder gesetzte Jugulariskatheter zu achten.

c) Thorax

Am **Brustkorb** wird dessen Symmetrie und Wölbung sowie der epigastrische Winkel und dessen Veränderung bezogen auf den Konstitutionstyp beurteilt, dessen Änderung auf intrathorakale Prozesse rückschließen lässt. Der Thorax wird geprüft, indem beide Hände flach auf den Brustkorb gelegt werden, die beiden Daumenspitzen berühren einander im Bereich des Processus xiphoideus und die radiale Handseite sollte dabei am Rippenbogen entlanglaufen. Beim Pykniker findet sich ein stumpfer, beim Astheniker ein spitzer, beim Athletiker ein annähernd rechter Winkel. Brustdeformationen sind z. B. die Trichterbrust (Pectus exquamatum) oder die Hühnerbrust (Pectus carinatum).

Die **weibliche Mamma** wird auf ihre Größe und Beschaffenheit untersucht, der Palpationsbefund ergibt im Regelfall eine feine Körnung, die durch die Drüsenläppchen des Mammaparenchyms hervorgerufen wird. Eventuell sind derbe Einlagerungen oder sogar Knoten tastbar. Beide Mamillen sind auf Einziehungen, ekzematöse Veränderungen (Paget der Mamma) oder auf den Austritt eines Sekrets zu untersuchen.

Die **männlichen Brustdrüsen** sind entweder geschlechtsentsprechend oder in Folge eines Hyperöstrogenismus (bei Zirrhose, Hormontherapie oder Klinefelter-Syndrom) vergrößert (Gynäkomastie).

Als Nächstes werden die **Noduli lymphatici** axillares, die Noduli lymphatici supra- et infraclavikulares palpiert. Auch hier gilt es, Vergrößerungen und Verhärtungen zu erfassen.

Weiters werden Narben, OP-Wunden, gesetzte Drainagen oder implantierte Herzschrittmacher beschrieben.

d) Abdomen

Bei der Bauchdecke ist das Lageverhältnis zum Brustkorb von Interesse, ob das Abdomen oberhalb oder unterhalb des Thoraxniveaus zu liegen kommt. Eine verstärkte Wölbung des Abdomens, das eventuell auch seitlich ausladend ist, gibt Hinweise auf eine allgemeine Adipositas, Meteorismus, Aszites oder auch Ovarialzysten. Ein eventuell vorliegender Aszites kann durch die klinisch übliche Stoßpalpation in Erfahrung gebracht werden. Weiters ist auf Striae distensae (Hinweis auf raumfordernde Prozesse über längere Zeit, auf einen Morbus Cushing oder abgelaufene Schwangerschaften) zu achten. In Kombination mit einem eventuell vorhandenen Aszites (durch eine Leberzirrhose hervorgerufen) lässt sich selten eine besondere Form des Kollateralkreislaufes in Form des Caput medusae in der periumbilikalen Region finden.

Natürlich sind wieder Narben, OP-Wunden, gelegte Drainagen oder eventuell vorhandene Stomata (z. B. Colostoma) sowie Hernien zu beschreiben.

In der Inguinalregion ist auf eine womöglich vorhandene laterale oder mediale Inguinalhernie sowie auf Femoraliskatheter zu achten. Weiterhin sind die inguinalen Lymphknoten zu tasten.

e) Äußeres Genitale und Analregion
Es ist auf einen Ausfluss aus Harnröhre oder Vagina oder auf einen Prolaps des Rektums sowie von Vagina oder Uterus zu achten. Ein vorhandenes Skrotalödem sowie das Vorhandensein der Testes im Skrotum, die Größe, Form und Konsistenz sind zu beschreiben. Zusätzlich ist die Art der Schambehaarung anzuführen, wobei diese entweder vom Genitale ausgehend dreieckig zum Nabel reicht (männlicher Typus) oder, ob diese über dem Mons veneris mit einer queren Linie endet (weiblicher Typus).

f) Extremitäten
Die Extremitäten sind hinsichtlich ihrer Stellung und Symmetrie zu beschreiben, abnorme Beweglichkeiten bei Frakturen oder Luxationen dürfen nicht übersehen werden.

Besonderes Augenmerk ist auf die Finger zu richten, wobei sich z. B. Trommelschlägelfinger und Uhrglasnägel bei chronischen Lungenerkrankungen sowie kongenitalen Herzfehlern mit Rechts-links-Shunt finden, eine ulnare Deviation der Fingergrundgelenke hingegen bei rheumatoider Polyarthritis auffällt. Zusätzlich sollte bei jeder Obduktion, im Speziellen bei nichtklinischen (sanitätspolizeilichen) Obduktionen auf etwaige Abnormitäten (z. B. Strommarken) oder auch Abwehrverletzungen geachtet werden.

An den unteren Extremitäten wird nach Varizen oder Ödemen gesucht, die vor allem an den Knöcheln festgestellt werden können. Beidseitige Beinödeme sprechen für eine kardiale Ursache, einseitige für Abflussstörungen der Lymph- bzw. Blutgefäße. Varizen (Besenreiser, Krampfadern) deuten eine Insuffizienz der tiefen Beinvenen an. Im Rahmen des postthrombotischen Syndroms sind weiters eine Stauungsdermatitis, Teleangiektasien, eine Hyperpigmentation der Haut und u. U. ein Ulcus cruris anzutreffen. Ein einseitiges Ulcus cruris kann auch im Rahmen einer peripheren arteriellen Verschlusskrankheit bei Diabetes mellitus auffindbar sein, wobei der Diabetes auch häufig von einer Zehen- oder Beingangrän begleitet wird. Eine unterschiedliche Dicke sowie Hautfärbung der unteren Extremitäten lassen tiefe Beinvenenthrombosen vermuten, deren Folge u. U. eine Pulmonalembolie sein kann.

4. Schädeleröffnung und Hirnsektion

Üblicherweise wird an pathologischen Instituten die Eröffnung des Cranium cerebri von dem Obduktionsassistenten durchgeführt, sodass der Obduzent nur mehr das Hirn der Leiche zu entnehmen braucht.

Zunächst wird ein Hautschnitt vom linken zum rechten Processus mastoideus über den Scheitel geführt, der auch gleich alle Weichteile bis auf den Knochen durchtrennen soll. Der vordere Schnittrand der Kopfhaut wird umfasst und diese unter kräftigem Zug nach vorne mit dem Skalpell vom Knochen präpariert. Der hintere Hautlappen wird in ähnlicher Weise mobilisiert, bis die Hinterhauptschuppe frei liegt. Danach wird der Musculus temporalis beidseits durchtrennt und über den Jochbeinbogen nach abwärts geschlagen. Nun kann mit einer Säge (oftmals elektrische Schwingsäge) der Schädelknochen durchtrennt werden und unter Zuhilfenahme eines Knochensprengers die Calvaria abgehoben werden. Sodann wird stumpf, *per manuum,* die Dura von der Calvaria gelöst.

Beurteilung der Calvaria

Dicke: Die Dicke des Schädeldaches (normal 2–6 mm; verdünnt bei Atrophie, verdickt bei Morbus Paget) sowie die Dreischichtung in Lamina externa, Diploe, Lamina interna ist zu beurteilen sowie ob sich diese eburniert (wie bei Osteomyelosklerose) oder atrophiert vorfindet. Eine unregelmäßige Verbreiterung der Innenseite des Os frontale wird als Hyperostosis frontalis interna bezeichnet. Auch sind Defekt- und Lückenbildungen möglich, die meist neoplastisch bedingt sind. Beispielsweise findet sich bei einem Morbus Kahler (multiples Myelom) ein sogenannter Lückenschädel oder Schrotschussschädel. Einzelne osteolytische Metastasen finden sich bei Schilddrüsen-,

Nieren-, Mamma- und Bronchuskarzinomen. Selten sind Osteolysen Folge endokriner Erkrankungen wie bei einem primären Hyperparathyreoidismus. Auch auf Frakturen ist zu achten, die zusätzlich zum optischen Eindruck durch einen disharmonischen („scheppernden") Klang nach Beklopfen der Calvaria mit einer Pinzette auffallen.

Anschließend wird die **Dura mater** bezüglich ihres Spannungszustandes, ihrer Dicke, ihrer Farbe beurteilt. Üblicherweise ist diese sehnig glänzend und straff gespannt. Ein erhöhter Spannungszustand weist auf raumfordernde Prozesse wie ein Hirnödem, Tumoren oder eine Meningitis hin, während sich ein erniedrigter Spannungszustand meist im Rahmen einer Gehirnatrophie findet.

Auf der *Duraaußenseite* kann sich u. U. ein epidurales Hämatom (lentiform-linsenförmig, im Querschnitt spindelig) befinden, das zumeist mit einer Schädelfraktur und einer Zerreißung der Arteria meningea media assoziiert ist.

Anschließend wird der **Sinus sagittalis superior** in seiner Längsrichtung mit dem Hirnmesser eröffnet, um etwaige Thrombosen nachzuweisen, die z. B. bei hochgradiger Exsikkose oder als Folge fortgeleiteter entzündlicher Prozesse gefunden werden.

Nun wird im Frontalhirnbereich mit der Pinzette die Dura etwas angehoben und mit der Schere die Dura eröffnet. Unter zartem Zug mit der Pinzette wird die Dura angehoben und mit der stumpfen Branche der Schere subdural, etwa 1 cm oberhalb der Sägelinie, dorsalwärts eröffnet. Die entstandene Durakappe wird mittels Pinzette gegen die Mittellinie über die Konvexität der Gegenseite zurückgeschlagen und die Durainnenfläche inspiziert. In gleicher Weise wird mit der Gegenseite verfahren. Mit dem zweiten und dritten Finger, die an der Mantelkante zwischen Gehirn und Falx eingeführt sind, werden entlang der Mantelkante die Brückenvenen durchrissen, die in den Sinus sagittalis superior einmünden. Sodann wird die Falx cerebri im Frontalbereich mit der Gefäßschere durchtrennt und die Dura und die Falx nach dorsalwärts zurückgeschlagen, sodass die Konvexität beider Großhirnhemisphären bloß liegt.

Beurteilung der Durainnenfläche

An dieser können subdurale Hämatome (haubenförmig, im Querschnitt sichelförmig) nach stumpfen Schädeltraumen oder Zerreißung der Brückenvenen als akutes Geschehnis nachgewiesen werden. Chronische Subduralhämatome, wie bei rezidivierenden Traumen, Alkoholismus und Urämie sind durch die Organisation der Blutung gekennzeichnet. Die Pachymeningeosis hämorrhagica interna, die häufig mit chronischem Alkoholismus assoziiert ist, stellt eine Sonderform des chronischen Subduralhämatoms dar. Auch neoplastische Veränderungen sind immer wieder nachweisbar, wobei sich am häufigsten, stets an der Innenseite lokalisiert, die Meningeome auffinden lassen. Die Dura ist nur selten Sitz von Metastasen.

Beurteilung der Leptomeningen und der Hirnoberfläche

Es ist auf deren Beschaffenheit (zart, durchsichtig), auf die Durchblutung sowie auf vorhandene entzündliche Veränderungen (Meningitis) zu achten. Im Fall einer Aneurysmaruptur der basalen Hirnarterien oder auch im Rahmen einer hämorrhagischen Diathese oder bei Traumen mit Contusio oder Conquassatio cerebri oder nach Durchbruch einer intracerebralen Blutung lässt sich eine Subarachnoidalblutung (Hämatocephalus externus) erkennen. Eine weißliche Verdickung der Arachnoidea zeigt sich bei Altersfibrose, gelblich-braune und fokale Verfärbungen als Blutungsresiduen (Plaques jaunes) sind weitere eventuelle Befunde.

Akute Blutungen		
epidural	der Dura aufgelagert	lentiform/spindelig am Querschnitt
subdural	unterhalb der Dura, der Arachnoidea aufgelagert	haubenförmig/sichelförmig am Querschnitt
subarachnoidal	unterhalb der Arachnoidea, der Pia mater aufgelagert	den Gehirnwindungen folgend

Entnahme des Gehirns

Mit einer Hand werden die beiden Frontalpole aus der vorderen Schädelgrube gehoben, wobei gleichzeitig auch die Nervi olfactorii und deren Bulbi mitgehen sollten. Unter Unterstützung der zweiten Hand, die am Okzipitalpol liegen sollte, werden zunächst die sich aufspannenden Nervi optici frontalwärts vom Chiasma durchtrennt. Danach folgen die beiden Carotiden, der Hypophysenstiel sowie die sich aufspannenden Nervi occulomotorii.

Nachdem das Hirnmesser weggelegt wurde, werden die Schläfenlappen mit einer Hand (die zweite Hand stützt nach wie vor) zart aus der Schädelgrube herausgelöst, wobei der Tentoriumsansatz sichtbar wird. Die Tentoriumshälften werden von innen nach außen entlang der Pyramidenkante durchtrennt, wobei sich knapp hinter den Tentorien der Nervus trigeminus aufspannt. Sodann wird dieser, die vordere Dreiergruppe (Nervus facialis, intermedius und vestibulochochlearis) und die hintere Dreiergruppe (Nervus glossopharyngeus, vagus und accesorius) durchtrennt. Das in das Foramen occipitale magnum tief eingeführte Hirnmesser durchtrennt nun die linke und die rechte Arteria vertebralis und die Medulla oblongata. Nach diesem Schritt sollte das Gehirn in die linke, stützende Hand fallen.

Beurteilung der Schädelbasis

Diese wird auf vorhandene Tumoren inspiziert, weiters werden die basalen Sinus (Cavernosus, Sigmoideus) mit dem Skalpell eröffnet. Bei Verdacht auf eine Fraktur ist die Dura mit der Durafaßzange von der knöchernen Schädelbasis abzuziehen.

Fakultativ, bei entsprechender Fragestellung (Sepsisherd), wird das Mittelohr eröffnet, in dem das Tegmen tympani mit dem Meißel von medial an den abzeichnenden oberen Bogengang hin eröffnet wird.

Für die Beurteilung der Hypophyse wird die Dura um die Sella turcica herum umschnitten und diese vom Clivus beginnend aufwärts gezogen, bis die knöcherne Sella turcica sichtbar wird. Der Rücken der knöchernen Sella wird dorsalwärts abgebrochen und die Hypophyse aus der Sellagrube herausgeschält. Die Hypophyse selbst ist hinsichtlich vorhandener Tumore, auf Atrophie oder Hyperplasie zu beurteilen.

Beurteilung des Gehirnes

Die **äußere Inspektion** erlaubt die Beurteilung der Größe, der Symmetrie sowie der Oberfläche. Eine Volumenzunahme (z. B. bei Hirnödem) lässt sich an der Abplattung der Windungen (Gyri) und an den verstrichenen Furchen (Sulci) erkennen. Auch Druckfurchen am Uncus gyri hippocampi *(vordere tentorielle Druckzeichen)* oder am Kleinhirn in Form von sogenannten Kleinhirntonsillen *(hintere tentorielle Druckzeichen)* sind bei entsprechender Volumenzunahme erkennbar. Asymmetrische Vergrößerungen deuten auf intracerebrale Prozesse einer Hemisphärenseite hin. Verschmälerte Gyri sowie klaffende Sulci sind bei der Hirnatrophie nachweisbar.

Die **Oberfläche** ist ähnlich einer serösen Haut von der Arachnoidea überkleidet, sodass diese im Regelfall zart, glatt, glänzend und durchsichtig erscheint. Rötungen sind durch eine entzündliche Hyperämie oder eine venöse Stauungshyperämie bedingt, wobei letztere zusätzlich eine verstärkte Venenzeichnung erkennen lässt.

An der **Hirnbasis** wird der Circulus arteriosus Willisi inspiziert. Dabei wird auf die Ausprägung arterioskerotischer Veränderungen (herdförmige Plaques, Lumenstenosen …) sowie auf evtl. vorhandene Aneurysmen geachtet.

Nun wird das **Gewicht** des Gehirns ermittelt, das für Erwachsene regulär 1100–1400 g beträgt. Eine Volumenvermehrung ist am erhöhten Gehirngewicht quantifizierbar.

Bei der Sektion des Gehirnes wird der Frontalschnittmethode der Vorzug gegeben. Die Hirnsektion nach Virchow verbleibt als didaktische wertvolle Demonstrationsmethode eine Ausnahmetechnik. Bei neuropathologischen Fragestellungen (neurodegenerative Erkrankungen, Tumoren …) wird das Gehirn auch entsprechend in zahlreichen koronaren Schnittebenen neuropathologisch aufgearbeitet, um alle auch noch so kleine Veränderungen makroskopisch sowie anschließend histopathologisch beurteilen zu können.

Im ersten Schritt werden Kleinhirn und Hirnstamm vom Mittelhirn abgetrennt und das Großhirn anschließend mit fünf Frontalschnitten einer Beurteilung zugänglich gemacht:

1. Der erste Schnitt erfolgt in Höhe der Temporallappen.
2. Der zweite Schnitt wird durch den vorderen Anteil des Chiasma opticum geführt.
3. Der dritte Schnitt durchtrennt die Corpora mamillaria und Stammganglien.
4. Der vierte Schnitt wird zwischen dem Aquaeductus Sylvii und der Substantia nigra geführt.
5. Der fünfte Schnitt geht durch den Okzipitallappen.

Schnittfläche: Bei der Beurteilung der Schnittfläche sind vor allem die Rinden-Mark-Grenze, die Ventrikel, die Stammganglien, die graue und weiße Substanz auf Erweichungsherde (= Enzephalomalazie), Zysten, Blutungen oder Tumoren zu begutachten.

Die Grenze zwischen grauer und weißer Substanz kann durchwegs gut erkennbar und scharf oder diffus und verstrichen sein (Hirnödem). Die feucht-glänzende Schnittfläche wird auch hinsichtlich der Farbe (lachsfarbene, derbe Herde bei multipler Sklerose), des Blutgehaltes (hyperämische Blutpunkte sind abwaschbar, petechiale Blutungen bleiben erhalten) und auf deren Konsistenz beurteilt. Diese ist bei ischämischen Infarkten herabgesetzt, anfangs klebrig, später zerfließlich.

Das **Ventrikelsystem** kann ausgeweitet sein, sodass die Seitenventrikel bereits am 1. Schnitt zur Darstellung kommen und von klarem oder z. B. blutigem Liquor oder sogar mit Blut (Hirnmassenblutung mit Ventrikeleinbruch) erfüllt sein können. Weiters ist auf etwaige asymmetrische Veränderungen (einseitige Prozesse wie Tumoren oder Blutungen) und auf symmetrische Ventrikeländerungen wie eine Ausweitung bei Hydrocephalus internus e vacuo oder eine symmetrische Einengung durch ein diffuses Hirnödem zu achten.

Die **Stammganglien** können im Fall eines Hirnödems marmoriert sein, auch sind diese häufig Orte von Blutungen (Hypertonie), enzephalomalazischen Erweichungen oder Zysten. Bei einem Morbus haemolyticus neonatorum ist deren Eigenfarbe gelblich verfremdet und als sogenannter Kernikterus bezeichnet.

Hirnstamm und Kleinhirn: Zuletzt wird das vorher abgesetzte Kleinhirn mit Anteilen des Hirnstammes beurteilt, indem der Kleinhirnwurm in seiner Längsrichtung bis zum vierten Ventrikel eröffnet wird und der Inhalt der Rautengrube sowie die Durchgängigkeit des Aquaeductus Sylvii beurteilt werden. Sodann werden die beiden Kleinhirnhemisphären mit jeweils einem horizontalen Schnitt vom äußersten Punkt der Konvexität eröffnet. Dabei soll der Nucleus dentatus in jeder Hemisphäre zur Darstellung kommen und die Kleinhirnsubstanz auf Blutungen, Erweichungen, Zysten oder Tumoren untersucht werden.

Orientierungsschnitte werden nun quer zur Brücke und Medulla oblongata in diese Strukturen gesetzt und diese auf die erwähnten Veränderungen inspiziert (z. B. Blutungen bei Hirnstammeinklemmung, sog. Einklemmungsblutungen – Todesursache).

5. Der Hautschnitt

Mit dem Knorpelmesser wird knapp oberhalb der linken Clavicula entlang des Schlüsselbeines über das Manubrium sterni zur rechten Seite der sogenannte Kragenschnitt geführt. In der Mitte dieses Schnittes (knapp unterhalb des Jugulums) wird nun entlang der Medianlinie des Körpers die Haut (möglichst bis zur Subcutis) bis zur Symphyse durchschnitten. Hierbei wird zur Schonung des Ligamentum teres hepatis der Nabel zur Gegenseite hin (linke Seite der Leiche) umschnitten, sodass dieser am rechten präparierten Hautlappen verbleibt.

Im epigastrischen Winkel wird der Hautschnitt vorsichtig vertieft und dabei Fascie, Muskel und schließlich das Peritoneum auf etwa 10–15 cm kaudalwärts durchtrennt. Nun fasst der Obduzent mit einer Hand von kranialwärts in das Abdomen, spreizt unter Anhebung der Bauchdecke mit Daumen und Zeigefinger die Schnittränder und eröffnet mit sägenden Schnitten das restliche Abdomen. Entweichende Gase werden beachtet (Pneumaskos), austretende Flüssigkeit mit einem graduierten Messbecher aufgefangen bzw. ausgeschöpft. Damit kann die ungefähre Menge, die Farbe (bernsteinfarben, blutig ...) und die Art des Bauchinhaltes (Blut-, Fibrinkoagel, Stuhl etc.) erfasst werden.

Unter kräftigem Zug am thorakalen Hautlappen wird dieser nun vom knöchernen Thorax mit zu den Rippen parallel geführten Schnitten, kranial beginnend, abpräpariert. Hierbei sollten möglichst alle Weichteile am Hautlappen verbleiben. Die zu den Rippen parallele Schnittführung soll vermeiden, dass der Pleuraraum eröffnet wird, um einen eventuell vorhandenen Pneumothorax (z. B. nach Setzen eines Cava-Katheters) noch nachweisen zu können. Dafür wird die entstandene Tasche zwischen Haut und knöchernem Thorax mit Wasser gefüllt und der Pleuraraum unter dem Wasserniveau mit dem Skalpell eröffnet. Das Austreten von Luftblasen zeigt, dass Luft intrathorakal vorhanden ist.

Bei einer weiblichen Leiche können nun die Mammae von der Innenseite her mit mehreren parallelen Schnitten, unter Schonung der bedeckenden Haut, seziert werden.

6. Bauchsitus

Nachdem der eventuell vorhandene Bauchinhalt (Aszites, Hämaskos, Cholaskos ...) bereits erfasst und dokumentiert wurde, werden nun die Lage der Bauchorgane, Verklebungen und Verwachsungen beschrieben und die Weite des Darmes und das Peritoneum beurteilt. Dabei wird festgehalten, wieweit die Leber den Rippenbogen überragt und wieweit das große Netz die Dünndarmschlingen überdeckt. Durch Emporheben der Dünndarmschlingen verschafft sich der Obduzent einen Blick in den Douglas'schen Raum (Abtropfmetastasen-Schnitzler'sche Metastasen), bestimmt die Lage der Appendix und prüft mit dem Zeigefinger in der Inguinalregion auf vorhandene Hernien. Zuletzt wird die Höhe des Zwerchfellstandes ermittelt, indem der Obduzent mit der Hand zwischen Diaphragma und Leber eingeht und die leicht gekrümmte Hand dem Verlauf des Zwerchfells folgen lässt. Durch Abzählen der Rippen bzw. der Intercostalräume (ICR) wird die Höhe bestimmt (rechts: 4. ICR, links: 5. ICR). Ein Zwerchfelltiefstand findet sich bei raumfordernden intrathorakalen Prozessen (Lungenemphysem, Hydrothorax ...). Ein Zwerchfellhochstand deutet intraabdominelle Raumforderungen an wie Aszites, Hepato- und/oder Spleomegalie oder Blähungen der Darmschlingen. Auch schrumpfende intrathorakale Prozesse vermögen das Diaphragma anzuheben. Im epigastrischen Winkel kann gegebenenfalls die Dicke des subkutanen Fettpolsters gemessen werden.

7. Halssektion und Eröffnung des Brustkorbes

Vom Kragenschnitt ausgehend wird die Haut kranialwärts abpräpariert und die Halsmuskulatur freigelegt. Der M. sternocleidomastoideus wird an seinen sternalen und klavikularen Ansätzen durchtrennt und nach oben geklappt. Darunter kommt nun der M. omohyoideus zum Vorschein, der an seiner Zwischensehne durchtrennt wird und dessen beide Muskelbäuche abpräpariert werden. Der M. sternohyoideus und der daruntergelegene M. sternothyroideus werden an ihrem sternalen Ansatz durchtrennt und nach oben abpräpariert. Dadurch kommt die Schilddrüse zur Darstellung, die nun in ihrer Größe und Oberflächenbeschaffenheit beurteilt werden kann. Ein kleiner Orientierungsschnitt ermöglicht einen ersten Eindruck von der Schnittfläche (honigfarben, kolloidartig glänzend). Die vergrößerte Schilddrüse kann als Struma diffusa oder als Struma nodosa mit knotigem Parenchym imponieren. In diesen Knoten lassen sich sehr häufig regressive Veränderungen wie Verkalkungen, Blutungen, Zysten und dgl. feststellen. Festzuhalten ist insbesondere eine Kompression der Trachea bzw. des Ösophagus. Einzelne Knoten sind bezüglich ihrer Größe, Begrenzung (unscharf, nicht bekapselt/bekapselt), Konsistenz und Farbe zu beschreiben.

Weiters kann nun die vordere Trachealwand gespalten werden, um den Inhalt der Trachea zu inspizieren (schaumige, schleimige, blutige Flüssigkeit oder u. U. Erbrochenes oder Speisebrocken). Ein in den Larynx oder sogar in die Trachea eingetretener Speisebrocken kann den sogenannten Bolustod auslösen, der neurogen-reflektorisch durch akute Überdehnung des Nervus vagus ausgelöst wird.

Im nächsten Schritt werden mit der Säge der knöcherne Thorax vom Sternoklavikulargelenk bis zum Rippenbogen und unter Zuhilfenahme des Knorpelmessers die Articulatio sternoclavicularis durchtrennt. Durch Anheben des Brustbeines kann dieses vom Bindegewebe des vorderen Mediastinums abgelöst werden. An der Innenseite wird die A. mammaria int. (thoracica interna) betrachtet, deren Ausweitung für eine Aortenisthmusstenose spricht oder die für einen koronaren Bypass diente, wobei die Insertionsstelle und die Durchgängigkeit des Grafts beurteilt werden muss. Eine Ausweitung der entsprechenden Vene lässt sich bei einem portokavalen Kollateralkreislauf im Rahmen einer portalen Hypertension finden.

8. Brustsitus

Vorerst wird darauf geachtet, wieweit die medialen Lungenanteile das Mediastinum bedecken, ob sie einander vielleicht sogar berühren (z. B. Lungenemphysem). Danach werden die Lungen aus der Brusthöhle herausgeholt und über den durchschnittenen Rippenbogen auf die äußere Brustwand gelegt. Verwachsungen (Pleuritis adhaesiva) sind wenn möglich stumpf zu lösen. Ähnlich wie bei der Bauchhöhle wird der Pleuraraum auf Inhalt geprüft (serös – Hydrothorax, blutig – Hämatothorax, milchig – Chylothorax) und mit einem graduierten Gefäß die Menge ermittelt. Es erfolgt die Inspektion des vorderen Mediastinums, eines evtl. vorhandenen Thymusrestes und der hier lokalisierten Lymphknoten. Denkbare Befunde sind Tumore, entzündlich oder neoplastisch vergrößerte Lymphknoten oder auch ein Mediastinalemphysem oder eine Mediastinitis.

Danach wird der Herzbeutel mit der Knopfschere V-förmig (um evtl. Thymusreste zu erhalten) eröffnet und der Inhalt beurteilt. Etwa 20 ml bernsteinfarbener (seröser) Flüssigkeit stellen einen häufigen Normalbefund dar. Größere Mengen werden in ihrer Art (serös – Hydroperikard, Blut – Hämatoperikard) beschrieben und quantifiziert. Rasch entstehende Ergüsse bewirken bei 200–300 ml eine Herzbeuteltamponade, die zur mechanisch bedingten Asystolie führt. Langsame, progrediente Zunahme eines Perikardergusses erlaubt wesentlich größere Flüssigkeitsmengen, dennoch ist auch hier die Elastizität des Herzbeutels bald erschöpft, wenn nicht der Erguss drainiert wird. Beim Herausheben des Herzens wird bereits auf etwaige Verwachsungen geachtet.

9. Entnahme des Hals-Thorax-Organpaketes

Um das Hals-Thorax-Organpaket im Zusammenhang entnehmen zu können, muss die Halshaut bis zur Mandibula abpräpariert werden, um danach den Mundboden zu durchtrennen. Hier sei besondere Vorsicht geboten, um nicht die Halshaut zu verletzen. Es gilt der alte Leitsatz: „Schneide nur dort, wo du erkennst, was durchschnitten wird!" Dabei wird der Mundboden im Kinnwinkel durchstochen und entlang der Mandibula bis an die Wirbelsäule geschnitten. Dieser Schritt wird für die andere Seite wiederholt.

An dieser Stelle geht der Obduzent mit der Hand durch den durchtrennten Mundboden ein und zieht die Zunge durch den Mundboden abwärts. Anschließend wird mit der Messerspitze quasi die Grenze zwischen weichem und hartem Gaumen ertastet, indem zart in die Mundschleimhaut eingestochen wird, bis der Knochen erreicht ist, durchsticht an dieser Grenze den weichen Gaumen und trennt diesen mit einem bogigen Schnitt nach dorsal ab. Um dies für die Gegenseite durchzuführen, muss das Messer herausgezogen, an der anderen Zungenseite wieder eingeführt und gleichsam wie oben vorgegangen werden. Nunmehr kann die hintere Rachenwand durchtrennt werden, indem unter stetigem Zug an der Zunge rechts und links von dieser das prävertebrale Bindegewebe dachziegelartig durchschnitten wird. Beim Ablösen der Halsweichteile sollen die Gabelungen der beiden Carotiden mitentnommen werden. Im oberen Aperturbereich des Thorax werden die Subclavia-Gefäße durchtrennt. Das hintere Mediastinum lässt sich durch dosiert kräftigen Zug an den Halseingeweiden nach kaudal von der Wirbelsäule ablösen. Die Zuhilfenahme des Messers ist zumeist nicht notwendig. Um das Paket dem Körper entnehmen zu können, sind aber noch die durch das Diaphragma durchtretende Gebilde zu durchtrennen. Der Obduzent lässt daher alle Organe in ihre ursprüngliche Lage zurücksinken, ergreift das Hirnmesser, umgreift und spannt Aorta, V. cava inf. und Ösophagus mit der anderen Hand und durchtrennt diese Strukturen knapp oberhalb des Zwerchfells (bei speziellen Fragestellungen wie bei Ösophagusvarizenblutungen kann der Ösophagus auch in Zusammenhang mit dem Magen belassen werden). Somit ist das Hals-Thorax-Organpaket mobilisiert und kann zur weiteren Sektion entnommen werden.

10. Lungensektion

Das entnommene Organpaket wird nun zunächst von außen *betrachtet*. Eine vergrößert erscheinende Lunge, die nicht in sich zusammenfällt und auf der Unterlage „stehen bleibt“ findet sich bei erhöhtem Flüssigkeitsgehalt (Ödem) sowie bei erhöhter Konsistenz (Pneumonie) und beim Ertrinken. Des Weiteren ist die Oberfläche, d. h. die Pleura zu beschreiben, ob diese zart, glatt, glänzend und durchsichtig oder matt und glanzlos, gerötet oder verschwielt ist. Auch bei einer zartrosa, depigmentierten und luftkissenartig geblähten Lunge (Emphysem) ist diese vergrößert und die betroffenen Lappen oder Anteile zu beschreiben (marginal, im Oberlappen/OL ...). Durch zartes Betasten können Knoten (Tumore), Herde erhöhter Konsistenz (Pneumonie, Infarkt ...) oder auch das sogenannte Knistern bei einem Lungenemphysem erspürt werden.

Die Lunge wird an der mediastinalen Fläche am Hilus mit einem zügigen, glatten Schnitt eröffnet, um die Schnittfläche zu beurteilen. Von dieser kann als Zeichen des alveolären Ödems schaumige Flüssigkeit, als Zeichen der Stauung reichlich Blut abfließen. Eine spiegelnd glänzende Schnittfläche findet sich bei ausgeprägtem interstitiellem Lungenödem (z. B. bei Acute-Respiratory-Distress-Syndrom, ARDS), eine zimtfarbene zeigt die chronische Lungenstauung an (durch hohen Gehalt an Hämosiderophagen – Herzfehlerzellen). Zahlreiche kleinere schwärzlich-anthrakotische Herde auf der Oberfläche und Schnittfläche sind ein Normalbefund bei älteren Menschen und lassen nur unter Berücksichtigung anderer Pathologien und katamnestischer Hinweise einen Rückschluss auf inhalatives Rauchen bzw. langfristiger, ggf. beruflicher Exposition gegenüber inhalativer Noxen der Person zu Lebzeiten zu. Bei Rauchern finden sich z. B. oftmals 1–2 cm große peribronchiale ovale schwärzliche Herde.

Zudem ist der Inhalt der Pulmonalgefäße oder der Bronchien festzuhalten (Blutgerinnsel, gelblich-rahmiger Eiter, Schleim). Die Pulmonalarteriensklerose bewirkt ein Überragen der Gefäße über das Niveau der Schnittfläche. Bei herdförmigen Veränderungen ist darauf zu achten, ob diese im Niveau eingesunken oder prominierend sind. Weiters sind die Art der Abgrenzung (scharf, unscharf), deren Größe, deren Form, deren Farbe, deren Konsistenz, deren Glanz und die Art der Zeichnung zu beurteilen (z. B. bronchopneumonische Herde: graurot, gekörnt, trocken, unscharf begrenzt, leicht prominierend und fest). Dunkelblaurote Lungeninfarkte lassen sich beispielsweise durch ihre erhöhte Konsistenz und ihre geringe Prominenz von Blutungen (im Niveau, keine Konsistenzvermehrung) oder Kompressionsatelektasen (unter dem Niveau) unterscheiden. Bei dystrophen Prozessen, bei Pneumonien findet sich eine herabgesetzte Kohärenz, die sich z. B. dadurch äußert, dass beim Betasten der Lunge der Finger in das Parenchym einbricht.

Bei Malignomen als Grundleiden sollten Metastasen nicht übersehen werden, daher ist die Lunge in dieser Situation zu lamellieren.

11. Herzsektion

Beurteilung des Peri- und Epikards

Nachdem der Inhalt des Herzbeutels bereits bei der Thoraxinspektion erfasst wurde, wird nun das Augenmerk auf das Peri- und Epikard gerichtet und vorkommende Verwachsungen und/oder Änderungen der Beschaffenheit der Serosa (matt, rau, glanzlos, verdickt) oder Blutungen (petechial, flächenhaft) oder Fibrinauflagerungen (abstreifbar, nicht abstreifbar) beschrieben. Die Fibrinauflagerungen können bei der akuten fibrinösen Perikarditis sich zu zottenartigen Aggregaten zusammenlagern, die zum Erscheinungsbild des sogenannten Zottenherzens führt. Diese Fibrinausschwitzung wird später durch einsprossendes Granulationsgewebe organisiert, wodurch die Auflagerungen nicht mehr abstreifbar werden. Durch die folgende Narbenbildung (Perikardschwiele) bei einer länger bestehenden chronischen Perikarditis kann es zum Verwachsen der beiden Serosablätter kommen (= Concretio pericardii cum epicardio/Pericarditis constrictiva). Schwielen sind generell weiße, derbe Serosaverdickungen mit glänzender Oberfläche.

Bei der Beurteilung der Oberfläche kann der Gehalt des epikardialen Fettgewebes eingeschätzt werden: Üblicherweise bleibt ein dreieckiges Areal im Bereich des rechten Ventrikels fettfrei und das Myokard schimmert bräunlich durch die Serosa; fehlt diese Stelle oder ist sie verkleinert, so ist dies ein Hinweis auf eine Fettvermehrung (Lipomatose). Zudem können auch opake, weißlich sehnig-glänzende, fibröse, 1–5 cm große Verdickungen meist am Epikard (selten Perikard) auftreten, die als Sehnenflecke (Milchflecke, Macula tendinea sive lactea) bezeichnet werden und durch mechanische Irritation (Reibung) entstehen.

Beurteilung der Blutversorgung

Bei der Art der Gefäßversorgung werden drei Typen unterschieden:

1. **Normalversorgungstyp** (nach Schoenmackers): Bei diesem Typ entspringt der Ramus interventricularis posterior der rechten Koronararterie und verläuft im Sulcus interventricularis posterior. Im Angloamerikanischen wird dieser als balancierter Typ bezeichnet und dadurch definiert, dass beide Aa. coronariae den Sulcus interventricularis posterior erreichen. Der linke Ventrikel wird bis auf einen schmalen, dorsalen und septumnahen Anteil sowie bis auf die vorderen ²/₃ des Septums von der A. coronaria sin. versorgt.
2. **Linksversorgungstyp:** Hier dominiert der Ramus circumflexus (CX) der linken Koronararterie und erreicht den Sulcus interventricularis posterior bzw. der Ramus interventricularis entspringt der CX, wobei die linke Hinterwand sowie das hintere Drittel des Septums mitversorgt werden.
3. **Rechtsversorgungstyp:** Es dominiert die rechte Koronararterie (RX), wobei der Ramus interventricularis posterior aus dieser entspringt und links vom Sulcus

interventricularis posterior verläuft oder auch die rechte Koronararterie bis auf die linke Hinterwand verfolgbar ist. Es werden die linke Hinterwand und manchmal sogar Anteile der linken Vorderwand mitversorgt.

Der Verlauf der Gefäße ist ein wichtiger Anhaltspunkt für Größenänderungen des Herzens. Eine senile, braune Myokardatrophie wird einen geschlängelten, eine Myokardhypertrophie einen gestreckten Verlauf des Ramus interventricularis anterior (*left anterior descendens,* LAD) bewirken.

Natürlich ist auf etwaige Lage- oder Abgangsanomalien zu achten (z. B. Bland-White-Garland-Syndrom: linke Koronararterie entspringt aus dem Truncus pulmonalis).

Beurteilung der Größe und Form (Konfiguration)

Eine alte Faustregel vergleicht die Herzgröße mit der Leichenfaust, die der regulären Größe des Herzens entsprechen soll. Genauer ist jedoch das Abmessen des Längsdurchmessers von der Basis zur Spitze (9–10 cm im Regelfall) und des Querdurchmessers (8–9 cm). Einen wichtigen Parameter stellt das Herzgewicht dar, das Rückschlüsse auf die Ausprägung einer Hypertrophie erlaubt. Nach Erreichen des **kritischen Herzgewichtes von 500 g** wird die koronare Versorgung zunehmend insuffizient. Das Normgewicht beträgt bei Erwachsenen durchschnittlich 300–350 g bei Männern sowie 250–300 g bei Frauen.

Abschließend wird beurteilt, welcher Ventrikel den Ictus cordis bildet. Üblicherweise wird die Herzspitze vom linken Ventrikel gebildet, eine rechtsventrikuläre Hypertrophie wird den rechten Ventrikel als spitzenbildend vorweisen. Auch die Spitzenbildung durch beide Ventrikel ist möglich.

Die vier Herzschnitte nach Rokitansky

1. Herzschnitt

Der erste Herzschnitt eröffnet die linke Einstrombahn.

Mit dem Hirnmesser wird der linke Ventrikel entlang des Margo obtusus eröffnet, wobei der Einmündungsbereich der Lungenvenen zur Orientierung dient. Der linke Vorhof bzw. die Mitralklappe bleiben noch erhalten, d. h., der Schnitt darf nur die linke Kammer eröffnen. Dadurch ist der Klappenzustand, insbesondere das Ostium beurteilbar (evtl. Knopflochstenose). Nach diesem Schritt wird mit der Knopfschere der Schnitt in den linken Vorhof verlängert.

Nun kann die Mitralis (zart und schlussfähig oder postendokarditisch: verdickt mit plumpen, verwachsenen Sehnenfäden oder basale arteriosklerotische Sklerosierung) untersucht werden.

Weiters wird die Weite des linken Ventrikels beurteilt: gotische Spitzbogenform im Regelfall, romanische Rundbogenform bei dilatiertem Ventrikel, wobei auch abgeplattete Papillarmuskel (rechtsventrikulär: Trabekelabplattung) nachweisbar sind. Ein spaltförmig enger, linker Ventrikel, d. h. ein maximal kontrahierter findet sich z. B. bei einem Schock jedweder Genese (= Cor contractum).

2. Herzschnitt
Der zweite Herzschnitt eröffnet die rechte Einstrombahn.

Mit Daumen und Zeigefinger wird das Herz angehoben und der Margo acutus zum Obduzenten gerichtet. Das Hirnmesser wird ictusnahe in den rechten Ventrikel eingestoßen und mit der Spitze knapp vor der Tricuspidalis wieder das Myokard durchstochen. Danach kann unter dem sogenannten Vorfallen des Messers der rechte Ventrikel entlang des Margo acutus eröffnet werden, d. h., das rechtsventrikulär eingeführte Messer ist mit der Schneide zum Obduzenten gerichtet, der unter Senkung des Messers mit dosierten Druck das Myokard durchtrennt. Nach analoger (wie oben) Beurteilung der Klappe wird mit der Knopfschere der Schnitt verlängert und auch die Vena cava superior eröffnet. In analoger Weise wie linksventrikulär werden Klappen und Hohlraum inspiziert.

3. Herzschnitt
Der dritte Herzschnitt eröffnet die Ausstrombahn des rechten Ventrikels.

Nachdem das Ostium der Taschenklappen mit dem Zeigefinger auf deren Lichtung geprüft wurde, wird das Hirnmesser in den Truncus pulmonalis eingeführt und knapp oberhalb der Klappenebene die Arterienwand durchstoßen. Die Schneide wird nun septumwärts ausgerichtet und in dieser Position das Myokard durchtrennt. Dadurch können die dreieckige Vorderwand des rechten Ventrikels angehoben und die Pulmonalklappen auf pathologische Veränderungen inspiziert werden (evtl. sklerosierte Basis).

4. Herzschnitt
Mit dem vierten Herzschnitt wird die Ausstrombahn des linken Ventrikels eröffnet.

Zunächst wird die Lichtung der Aortenklappe mit dem Finger sondiert, anschließend das gesamte Herz (einschließlich des dreieckigen rechtsventrikulären Stücks der Vorderwand!) angehoben und daraufhin das Hirnmesser hinter dem septalen Segel der Aortenklappe in die Aorta eingeführt. Knapp oberhalb der Klappenebene wird die Aortenwand durchstochen und das Myokard aufwärts mit sägenden Schnitten bis etwa zur Hälfte der Kammer durchschnitten. Nun erfolgt ein Griffwechsel, indem die haltende Hand unterhalb des Messers das Herz umfasst. Damit kann ohne weitere Behinderung der Schnitt zu Ende geführt werden. Dieser Schnitt teilt sowohl die rechte Vorderwand als auch das Septum, wobei sich dieser Umstand z. B. bei kongenitalen Vitien nachteilig erweisen kann. Daher wird in solchen Fällen die Sektionstechnik **nach Langer** angewandt: Hierbei wird mit der Knopfschere die linke Vorderwand knapp neben dem Septum durchschnitten. Nach Durchtrennung der Aortenklappe wird die Schere nach rechts „geworfen", der Truncus pulmonalis möglichst quer zu seiner Verlaufsrichtung durchschnitten und der Arcus aortae eröffnet.

Nach Durchführung dieser vier Herzschnitte werden mit der Schere der Arcus aortae, seine großen Äste, die Halsgefäße (bis zur Bifurkation der Karotiden) und die Aorta descendens eröffnet. Jetzt können z. B. arterioskerotische Wandveränderungen, evtl. Aneurysmen, beschrieben werden. Besonderes Augenmerk gilt bei ausgeprägter Arteriosklerose den Abgangs- bzw. Bifurkationsstellen zu widmen, um etwaige Lumenstenosen nicht zu übersehen.

Nun werden der restliche Truncus pulmonalis und seine Hauptäste mit der Knopfschere eröffnet, wobei die Aorta möglichst in waagrechter Linie durchtrennt werden soll. Die Aa. pulmonales werden soweit wie möglich eröffnet. Ein zentral (Truncus) oder postzentral (Hauptäste) gelegener Embolus unterscheidet sich von einem postmortalen Leichengerinnsel wie folgt:

Embolus: matt, trocken, geriffelt, gekörnt, brüchig, graurot bis blauschwarz sowie wandhaftend, wenn in Organisation befindlich.

Leichengerinnsel: glänzend, elastisch, speckig-grauweißlich (Speckhautgerinnsel) oder schwarzrot (Cruorgerinnsel).

Gerade im Zusammenhang mit Blutgerinnseln ist es von Bedeutung, die Herzohren auf eventuell vorhandene wandständige Thromben zu inspizieren, indem die Knopfschere in diese eingeführt wird, mit einem dosiert kräftigen Ruck die Spitze perforiert und die Wand durchschnitten wird.

Auch ist bei der Herzsektion die Position von Cava-, Pulmonaliskathetern und dgl. festzuhalten und deren Spitzen auf adhärente Thromben (Emboliequelle, Sepsisherd) zu inspizieren.

Mit dem Zeigefinger wird vom linken Vorhof auf das Foramen ovale gedrückt, um zu beurteilen, ob dieses gänzlich obliteriert, partiell oder gänzlich offen ist.

Mit der Koronarschere können nun die Herzkranzgefäße längs oder mit dem Skalpell quer eröffnet werden. Hierbei soll auf Thromben geachtet werden, auf das Ausmaß einer evtl. Arteriosklerose (z. B. hochgradig stenosierend) oder auf subintimale Blutungen. Bei minimal invasiv therapierter Koronararteriensklerose mittels Stents sind die Oberfläche der Intima sowie die Durchgängigkeit zu prüfen. Bei invasiv, d. h. chirurgisch therapierter Koronararteriensklerose ist auf die Nahtverhältnisse zwischen Aorta und Bypassgefäß und auch auf die Durchgängigkeit der Bypassgefäße zu achten. Auch bei Klappenersatz sind die Nahtverhältnisse sowie die Oberflächenbeschaffenheiten der implantierten Herzklappen zu betrachten.

Zum Abschluss der Herzsektion wird das Myokard in seiner Querachse oder in Flachschnitten lamelliert und auf Veränderungen untersucht.

Dabei haben Flachschnitte des Herzmuskels den Nachteil, dass die transmurale Ausdehnung z. B. von Infarkten nicht wirklich beurteilbar ist. Das Herz andererseits in Scheiben zu zerschneiden, bietet wohl den besten Überblick, zerstört aber den funktionellen Zusammenhang.

Beurteilung des Myokards

Die Schnittfläche des regulären Myokards weist eine braunrote Farbe auf (bei Altersatrophie tiefbraun). Eine bandförmige subendokardiale Abblassung (Ischämie) ist häufig nach hoch dosierter Katecholaminapplikation im Rahmen einer cardiopulmonalen Reanimation (CPR) zu erkennen. Infarkte, die weniger als 6–12 h überlebt werden, hinterlassen herdförmige Abblassungen des Myokards. Nach 12–24 h beginnen neutrophile Granulozyten/Makrophagen das nekrotische Myokard zu infiltrieren. Dies äußert sich in einer lehmgelben Farbe, mit trockener und prominierender Oberfläche. Ab dem zweiten Tag lässt sich ein hyperämischer Randsaum erkennen. Ab dem zehnten Tag (Zeitpunkt des Einsprossens des Granulationsgewebes) ist die Läsion graurot, feucht und eingesunken. Ein abgeheilter, vernarbter Infarkt stellt sich als grauweißliches, feuchtes, derbes und eingesunkenes Areal dar (nach ca. sechs Wochen).

Der Infarkt ist bez. seiner Topologie (linke Hinterwand, transmural, subendokardial, mosaikartig) und hinsichtlich seiner Größe zu beschreiben. Eine Gewebszeichnung in Form weißlicher kleinster Flecken und streifiger Bindegewebszüge findet sich bei der dispersen, diffusen Myokardfibrose. Ein schlaffes, zerreißliches, gelbbraun-scheckiges Myokard bei dilatiertem Herzen ist für die Myokarditis, eine zusätzlich wachsartig-trockene Oberfläche für eine Amyloidose typisch. Zur Abgrenzung der beiden Erkrankungen ist jedenfalls eine histologische Probe zu entnehmen. Die klassische makroskopische Probe mit Lugolscher Lösung/Schwefelsäure ist viel zu unsicher.

Die Wandstärke des Herzmuskels wird an der Basis gemessen, wobei die beiden Ventrikel regulär folgende Beträge aufweisen:

- linker Ventrikel: 13–15 mm
- rechter Ventrikel: 3–5 mm

Eine konzentrische linksventrikuläre Hypertrophie (Cor hypertonicum) mit einer gleichzeitigen Dilatation des linken Ventrikels wird als Cor hypertonicum decompensatum, ein Herz mit über 700 g, beidseiter Hypertrophie (Cor bovinum) und Dilatation des gesamten Herzens (Dilatatio cordis) als Cor bovinum decompensatum bezeichnet. Dasselbe gilt für das Cor pulmonale (rechtsventrikuläre Hypertrophie), wobei die Hypertrophie das chronische, die Dilatation das akute Ereignis repräsentiert.

Wird knapp distal der Basis die Wand des rechten Ventrikels eingeschnitten, so kann evtl. das zungenförmige Einwachsen des subepikardialen Fettgewebes in das Myokard gesehen werden (Lipomatosis cordis destruens: z. B. klinisch als arrhythmogene rechtsventrikuläre Dysplasie – ARVD – feststellbar).

Die Konsistenz des dilatierten Herzens ist schlaff, die des kontrahierten fest. Die Kohärenz ist z. B. bei einer septischen Dystrophie herabgesetzt.

12. Sektion der Halsorgane

Nun wird das Thorax-Organpaket gewendet, sodass die ventrale Seite auf der Unterlage zu liegen kommt.

Anmerkung: Die früher als Unterlage verwendete Holzplatte ist zwar rutschfest, sodass die Organe während des Schneidens nicht weggleiten, aber den Hygienebauftragten oft ein Dorn im Auge. Einer Studie der Biologischen Bundesanstalt in Braunschweig zufolge ist aber das Holzbrett wegen der Gerbsäuren im Gegensatz zu den Plastikbrettern antibakteriell. Die Gefahr, sich durch die rutschenden Organe zu schneiden, ist damit wesentlich verringert. Kiefernholz, Lärche und Eiche erwiesen sich in ihrer antibakteriellen Wirkung als die besten Holzarten.

Mit der Knopfschere wird nun der weiche Gaumen durchtrennt und die Speiseröhre in ihrer Längsrichtung eröffnet. Es werden die Schleimhäute des Pharynx und des Ösophagus auf Entzündungen und/oder herdförmige Veränderungen inspiziert. Insbesondere ist bei der Speiseröhre auf Inhalt, Stenosen, Divertikel (Rokitansky, Zenker), Tumore, Ulcerationen, eine mögliche Barrett-Schleimhaut (lachsfarbene Schleimhaut im distalen Ösophagus), Ösophagusvarizen (Hinweis auf portale Hypertension) sowie auf eine mögliche Pilzbesiedelung (weißliche Beläge bei Soorösophagitis) zu achten. Im Gaumen werden die Tonsillen beurteilt, indem sie im größten Durchmesser eingeschnitten und deren Größe, Oberfläche, Schnittfläche und etwaige pathologische Veränderungen (gelbliche Stippchen, Eiterpfröpfe in den Krypten bei eitriger Tonsillitis, Tumor …) beschrieben werden. Bei altoperativ entfernten Gaumenmandeln ist das fibrosierte Wundbett zu inspizieren (Tonsillenreste). Die Zunge kann mit einem Flachschnitt z. B. auf Bissverletzungen (Epileptiker) untersucht werden und sollte auf Größe (Glossomegalie) und Oberfläche (schmierig-eitrig belegt, weißliche abstreifbare Beläge bei Pilzinfektionen, grauweißliche nicht abstreifbare Leucoplakie, Ulcera, Tumore …) beurteilt werden.

Der Larynx, die Trachea und die Hauptbronchien werden ähnlich dem Ösophagus von dorsal längs eröffnet. Dabei sollte neben der Speiseröhre geschnitten und bei Eröffnung des linken Hauptbronchus die Schere seitlich gekippt werden, um unter dem Ösophagus den Bronchus zu eröffnen. Somit bleibt die Speiseröhre in ihrer Struktur erhalten. Auch besteht die Möglichkeit, den Ösophagus von distal nach proximal abzupräparieren und erst dann die Luftwege zu eröffnen. Inhalt (Schleim, Erbrochenes, Mageninhalt nach Aspiration, schaumige, evtl. blutige Flüssigkeit bei ausgeprägtem Lungenödem …), Schleimhaut (Rötung – Tracheobronchitis, laryngeales Druckulcus nach endotrachealer Intubation …) und Stenosen (Struma!), Tumore und ein evtl. Tracheostoma sind zu beschreiben. Subcarinal, paratracheal werden die Lymphknoten eingeschnitten und deren Größe, Schnittfläche und Farbe (graurot, schwärzlich-anthrakotisch …) beurteilt.

Zuletzt werden die Orientierungsschnitte in der Schilddrüse vergrößert, um sich ein abschließendes Bild von diesem Halsorgan zu machen.

Eine Präparation von Kehlkopfskelett, Zungenbeins und der tiefen Halsmuskulatur, wie für den Gerichtsmediziner Routine, ist für den Pathologen nur bei speziellen Fragestellungen vonnöten.

13. Entnahme des Bauch-Organpaketes

Das Peritoneum wird an beiden Flanken mit dem Messer geritzt und danach mit der Hand das retroperitoneale Bindegewebe bis zur Wirbelsäule gelöst. Nun muss das Zwerchfell mit dem Messer durchtrennt und das prävertebrale Gewebe soweit wie möglich stumpf von der Wirbelsäule unter Schonung der großen Gefäße gelöst werden. Danach werden die Beckenorgane mobilisiert, indem die Hand das praevesikale Bindegewebe im Cavum praeperitoneale hinter der Symphyse von der Harnblasenvorderwand ablöst. Ähnlich, nur mit beiden Händen, wird das Bindegewebe dorsal des Rektums von beiden Seiten gelöst, bis beide Hände einander berühren. Sodann umfasst der Obduzent im Bereich der Ampulla recti alle Beckenorgane und unter Stützung der beiden Daumen an der Symphyse „hebelt" er die Organe aus dem kleinen Becken. Schließlich bleibt das Durchtrennen der Urethra (und Vagina oder mit Prostata), soweit distal als möglich, als auch des Rektums und der Beingefäße, um das Bauch-Organpaket entnehmen zu können. Die Herausnahme der Beckenorgane kann unter Mitnahme der äußeren Genitale erfolgen, indem diese umschnitten werden. Bei der männlichen Leiche kann der Hoden durch Präparation des Leistenkanals entlang des Samenstranges aus dem Skrotum herauspräpariert werden.

14. Sektion der Oberbauchorgane

Beurteilung der Leber und der Gallenblase

Größe und Form: Eine vergrößerte Leber (Hepatomegalie) lässt plumpe Ränder, eine gespannte Kapsel und evtl. auch Schnürfurchen durch das Diaphragma bedingt erkennen (z. B. bei Steatosis hepatis, vaskuläre Stauung, Tumoren ...). Im Gegensatz dazu weist eine verkleinerte Leber spitze Ränder, eine gerunzelte Kapsel und eine flache Wölbung auf (Atrophie, Zirrhose ...). Das reguläre Gewicht der Leber beträgt beim Erwachsenen 1400–1600 g.

Oberfläche: Es ist der serosale Überzug (größte Teil der Leber) zu beurteilen, der regulär zart, glatt, glänzend und durchsichtig ist. Dieser ist zart und matt bei akuten, verdickt und matt bei älteren, verdickt und glänzend bei abgelaufenen Entzündungen. Die

Oberflächenstruktur wird als glatt, granuliert, knotig und/oder narbig eingezogen beschrieben. Bei nodulären Veränderungen kann zwischen kleinknotigen (**Laennec'sche Zirrhose:** gleichförmige Knötchen bei nutritiv-toxischer Genese, d.h. bei Alkoholabusus, unregelmäßig konfiguriert bei Stauungszirrhose – **Cirrhose cardiaque**) und großknotigen (postnekrotisch, posthepatitisch – **Kartoffelleber**) Zirrhosen unterschieden werden.

Konsistenz: Sie ist im Regelfall fest, teigig weich bei Steatose, erhöht, derb-hart bei Zirrhose, prall elastisch bei Ödem oder Stauung, weich und schlaff bei Dystrophie.

Schnittfläche: Um die Schnittfläche zu beurteilen, wird mit dem Hirnmesser ein glatter, langer, über beide Leberlappen gehender Schnitt geführt. An dieser Schnittfläche werden Farbe, Blutgehalt (evtl. Stauungsstraßen mit Läppchenumkehr), Struktur sowie pathologische Veränderungen (Tumore, Zahn'scher Infarkt, Zysten ...) beurteilt. Die intrahepatischen Gefäße sind auf Thrombosen zu inspizieren.

Kohärenz: regulär oder herabgesetzt bei septischer Dystrophie oder zäh bei Zirrhose oder brüchig-zerreißlich bei Hepatitis, dystrophen Prozessen.

Eine deutliche Strukturveränderung des Parenchyms ist bei Stauung erkennbar:

Akute Leberstauung	
Grad 1	Läppchenzentren als rote Punkte erkennbar
Grad 2	Stauungsbrücken – unvollständiges Netzwerk
Grad 3	vollständiges Netzwerk – Strukturumkehr, d.h., in den Maschen des Netzes liegen die peripheren Abschnitte

Farbe: Die Farbe wird auf der Schnittfläche beurteilt – die übliche Farbe der Leber ist rotbraun, bei Verfettung hellgelb, bei Cholestase grünlich, bei chronischer Stauung oder Hämosiderose rostbraun usw. Ein posthepatischer Icterus äußert sich in Form eines dunkelgrünen Netzwerkes (erweiterte Gallengänge), während ein intrahepatischer eine homogene grünliche Verfärbung bewirkt. Eine Kombination gelblich-steatotischer und grünlich-cholestatischer Farbtönung ergibt die typische gelbgrüne Farbe der **Safranleber.** Bei chronischer Stauung bewirkt die Hypoxie eine Gelbfärbung (Verfettung), die Hämosiderindeposition eine bräunliche Tönung des Parenchyms = **Muskatnussleber.**

Bei Malignomen als Grundleiden ist die Leber auf Grund der Häufigkeit von Lebermetastasen immer komplett zu lamellieren, um etwaige Tumorabsiedelungen nicht zu übersehen.

Anschließend wird die **Gallenblase** vom Fundus her eröffnet, ihre Größe (mittelweit, hydropisch), evtl. der größte Umfang, die Wandbeschaffenheit (zart, verdickt), die Mucosa (grünlich samtartig glänzend, bei Schleimhautlipoidose mit gelblichen Stippchen übersäht, missfärbig ...) und deren Inhalt (Konkremente: Bilirubin – schwarz, Cholesterin – gelblich kristallin, Kalziumkarbonat – weißlich) beschrieben.

Sektion und Beurteilung des Magens, des Duodenums und des Ligamentum hepatoduodenale

Form und Größe werden zuerst beurteilt: Deformierungen finden sich bei szirrhösen (narbigen) Prozessen (z. B. bei malignen Prozessen oder flächig vernarbten Ulcera) in Form eines Sanduhr- oder auch Feldflaschenmagens. Ein ausgeweiteter Magen (Gastrektasie) spricht für stenosierende (obstruierende) Prozesse (z. B. blumenkohlartig expansive Karzinome).

Oberfläche: Die Serosa soll auf Veränderungen wie Peritonitis oder Karzinose untersucht werden. Auch die Lymphknoten der kleinen und großen Kurvatur sind zu besichtigen. Ein eventueller Operationssitus (St. p. Billroth I oder II) ist genau zu beschreiben, die gegebenen Anastomosen auf ihre Suffizienz zu inspizieren.

Mit der Pinzette können im Bereich des Pylorus die vordere Magenwand angehoben und mit der Schere die Wand eingeschnitten werden. Sodann wird die knopfförmige Branche der Darmschere in den Magen eingeführt und dieser entlang der großen Kurvatur eröffnet. Anschließend wird das Duodenum bis zur Flexura duodenojejunalis eröffnet, der Inhalt von Magen und Duodenum beurteilt, danach weggespült. Der Inhalt kann flüssig, breiig, schleimig, blutig-schwärzlich u. v. a. m. sein, es ist insbesondere auf auffällige Beimengungen zu achten.

Schleimhaut und Wandbeschaffenheit (zart, verdickt) sind zu beurteilen, d. h., der Zustand der Schleimhaut (Rötung, Autolyse, Ulcera, Erosionen, Narben), deren Fältelung und etwaige aufsitzende Polypen sind zu erfassen.

Die Diagnose einer Gastritis ist bei der Obduktion oft schwierig zu stellen (v. a. wenn der Magen reichlich Speisereste enthält oder die Autolyse bereits fortgeschritten ist), da die in ihm befindliche Magensäure die Schleimhaut postmortal rasch andaut. Aufgrund einer fortgeschrittenen Autolyse ist es deshalb immer wieder äußerst schwierig, eine Entzündung der Magenschleimhaut sowie auch Erosionen der Magenschleimhaut verlässlich zu beurteilen. Sofern die Mukosa gut erhalten ist, sind eine ödematöse Verdickung der Wand, eine gerötete Schleimhaut und ein zäher Schleimbelag hinweisend auf eine Gastritis. Kleinfleckige Blutungen und Erosionen sind ggf. bei einer hämorrhagisch-erosiven Gastritis zu erkennen. Ulcera (meist im Bulbus duodeni, Antrum ventriculi) sind runde bis ovale (Magen), unregelmäßig begrenzte (Duodenum) Substanzdefekte mit derben z. T. wallartig aufgeworfenen Rändern. Bei Abheilung werden sternförmige-radiäre Narben gebildet, die bei großflächiger Ausdehnung zu den oben erwähnten Formänderungen führen können.

Bei Ulcera ist auf deren Grund zu achten, ob eine Perforation und/oder Arrosion z. B. der A. gastroduodenalis vorliegt.

Nun sind die Strukturen des **Ligamentum hepatoduodenale** zu präparieren, wobei die Gefäßlumina zu besichtigen sind, der Ductus choledochus sondiert wird und in seiner Längsrichtung zu eröffnen ist. Dabei werden seine Lichtung (erweitert, eingeengt, normkalibrig), sein Inhalt (Choledocholithiasis) und seine Wegsamkeit mit einer Sonde beurteilt, wobei das Lumen des Duodenums mit der Sonde erreicht und die Papilla vateri (Papillenkarzinom, Konkremente) inspiziert werden sollte.

Beurteilung der Milz

Die Milz wird auch am Bauchpaket mit einer Hand aus ihrer Loge im linken Hypochondrium hervorgeholt und nach *Größe, Form und Oberfläche* beurteilt.

Größe: Ihre Größe ist etwa 11:7:4 cm, ihr Gewicht ca. 150 g, die Oberfläche zart und glänzend. Eine vergrößerte Milz (Splenomegalie bei Stauung, Sepsis, hämatologischen Krankheitsbildern ...) zeigt eine straff gespannte Kapsel, die auch verdickt, hyalinisiert sein kann (*Zuckergussmilz* – Perisplenitis pseudocartilaginea). Eine verkleinerte Milz weist hingegen eine gerunzelte Kapsel auf.

Nun wird die Milz in ihrer Längsachse senkrecht auf den Hilus eingeschnitten. **Schnittfläche:** Jetzt kann die regulär schwarzrote (violette) Schnittfläche und deren Zeichnung beurteilt werden (Trabekelgerüst – verzweigte weißliche Stränge; Malpighische Körperchen – von der roten Pulpa abhebende, hirsekorngroße Knötchen).

Konsistenz: weich, d. h., es lässt sich eine geringe Menge aufgelockertes Milzparenchym abstreifen. Ein septischer Milztumor erweist sich als zerfließlich, eine kongestive Splenomegalie bietet eine derbe u. U. sogar knorpelharte Konsistenz (Fibrose). Diese Art der Milzänderung findet sich in Form der portalen Stauungsmilz (portale Hypertension bei Leberzirrhose), wobei nach Follikelblutungen die Malpighischen Körperchen fibrosieren und durch Hämosiderindeposition bräunlich gefärbt werden (Gandy-Gamna'sche Knötchen – sog. Siderofibrose). Die Ablagerung von Hämosiderin bewirkt schließlich die fleischfarbene Schnittfläche der chronischen, portalen Stauungsmilz. Die kardiale Stauungsmilz tritt durch eine nur geringe Vergrößerung und durch eine düsterrote bis schwärzliche Farbe in Erscheinung.

Die Amyloidose vergrößert die Milz und verleiht ihr eine prall-elastische Konsistenz mit speckig-glasiger Schnittfläche (**Schinkenmilz** bei Pulpaamyloidose) oder mit leicht prominierenden, rötlich-glasigen Knötchen (**Sagomilz** bei Follikelamyloidose). Im Rahmen eines M. Hodgkin ist die Milz deutlich vergrößert, mit fester Konsistenz und weist gelbliche, 1 cm im Durchmesser haltenden Herde auf (**Porphyrmilz oder Bauernwurstmilz**).

Beurteilung des Pankreas

Präparation: Das Pankreas wird freigelegt, indem das Ligamentum gastrocolicum mit dem Messer oder der Schere durchtrennt wird und im dorsalen Bereich der Bursa omentalis das Pankreas sichtbar bzw. tastbar wird. Hierauf wird es in seiner Längsachse vom Caput bis zur Cauda eingeschnitten.

Morphologie: Es weist eine läppchenartige Struktur auf. Bei Fettdurchwachsung wird von Lipomatose gesprochen. Ausgedehnte Parenchymnekrosen, kalkspritzerartige Fettgewebsnekrosen und Blutungen sind das Merkmal der akuten, hämorrhagischen Pankreatitis, deren Chronifizierung das Pankreas hart, derb induriert mit zahlreichen Kalzifikationen erscheinen lässt. Der häufigste Tumor des Pankreaskopfes ist das Adenokarzinom, das sich durch den konsekutiven Verschlussicterus relativ früh klinisch manifestiert und damit eine bessere Prognose aufweist als Karzinome des Caudabereiches.

Um Konkremente im Ductus pancreaticus aufzufinden, kann dieser mit der Schere eröffnet werden.

Abschließend können Milz und Leber entnommen und gewogen werden.

15. Darmsektion

Zunächst wird die **Weite** des Dünn- bzw. des Dickdarms beurteilt (lokale praestenotische oder allgemeine Ausweitung – mechanischer, paralytischer Ileus, Gasblähung ...), dann wird die **Oberfläche,** d. h. der seröse Überzug inspiziert (Adhäsionen, Rötungen, Fibrinbeläge, multiple Knötchen bei Carcinosis peritonei ...).

Präparation: Der Dünndarm wird beginnend an der Flexura duodenojejunalis am Mesenterialansatz mit der Darmschere eröffnet, deren Knopfbranche in das Lumen eingeführt wird. Unter vorsichtigem Spülen wird der Darminhalt entfernt. Nach Durchschneiden der Ileozökalklappe wird längs der Taenia libera der Dickdarm eröffnet. Analog zu vorher wird abschnittsweise der Inhalt beurteilt und weggespült.

Der **Inhalt** wird bezüglich der **Farbe** und **Beschaffenheit** (blutig, gräulich, schleimig, teerartig – Maelena, flüssig, fest ...) beurteilt.

Die **Mukosa** ist im Regelfall graugelblich bis graurot, bei Entzündungen hyperämisch-gerötet, und ist auf evtl. vorhandene Erosionen, Ulcera, Tumoren usw. zu untersuchen. Weiters ist deren Fältelung und die Wandbeschaffenheit (reguläre Kerkring'sche Fältelung, reguläre Haustren, zarte oder verdickte, fibrosierte Wand ...) festzuhalten.

Die **Appendix** ist in ähnlicher Weise zu beschreiben (Inhalt, z. B. koprostatisch, muzinös), deren Lokalisation bezogen auf das Coecum sollte bereits bei der In-situ-Inspektion beschrieben worden sein. Auf eine umschriebene Auftreibung oder eine Perforation sollte geachtet werden.

Die im **Mesenterium** gelegenen Lymphknoten sowie die Gefäße werden inspiziert, wobei einerseits die kleinen Gefäße ca. 1 cm von der Darmwand entfernt durch einen parallel zum Darm geführten Schnitt eröffnet werden (Embolie, Thrombose). Durch einen queren Schnitt am Mesenterialansatz werden die Vasa mesentericae superiores eröffnet und auf Verschlüsse untersucht. Die Vasa mesentericae inferiores werden nach Umschlagen des Dünndarms nach rechts im linken Unterbauch analog inspiziert. Mesenterialarterienverschlüsse (embolisch, durch parietale Thromben bei arteriosklerotischen Atheromen) bewirken einen hämorrhagischen Infarkt des korrespondierenden Darmabschnittes. Mesenterialvenenthrombosen oder Abklemmungen der Venen durch einen Volvulus, Invaginationen, Strangulationen und dgl. führen zur hämorrhagischen Infarzierung des entsprechenden Darmabschnitts. Die Darmwand ist ödematös gequollen, von Blutungen durchsetzt, schwarzrot, missfärbig, die Mukosa nekrotisch, der Inhalt blutig, die regionäre Serosa matt, glanzlos und evtl. von Fibrinbelägen bedeckt (Abstreifbarkeit prüfen!) und von Blutungen durchsetzt.

16. Sektion des Retroperitoneums

Präparation: Das Bauch-Organpaket wird vorerst von dorsal bearbeitet. Mit der Knopfschere werden die Aorta abdominalis und die Aa. Iliacae eröffnet. Sie werden auf die Ausprägung der evtl. vorhandenen Arteriosklerose (hyaline Plaques, ulcerierte Atherome mit parietalen Thromben ...) und auf etwaige Aneurysmen (Aneurysma sacciforme, dissecans ...) untersucht. Die Abgangsstellen der großen Gefäße (Truncus coeliacus, A. mesenterica superior et inferior, Aa. renales) werden auf Abgangsstenosen inspiziert und deren Wegbarkeit mit der Knopfsonde beurteilt.

Anschließend werden die V. cava inferior und die Beckenvenen eröffnet und dabei auf Blutgerinnsel oder einen vorhandenen Cava-Schirm geachtet (bei multiplen Pulmonalembolien bei Beinvenenthrombosen zum Schutz vor weiteren Embolisierungen). Auch die paraaortalen Lymphknoten werden inspiziert.

Den nächsten Schritt der Sektion umfasst **Niere und Ureter.** Von dorsal werden im Bereich der Nierenlager die Gerota-Fascie und das perirenale Fettgewebe durchschnitten, danach wird die Capsula fibrosa der Niere geritzt. Mit der Pinzette hebt der Obduzent die Bindegewebskapsel an und löst stumpf, d. h. mit den Fingern die Niere aus dieser heraus. Bei Schrumpfnieren, narbigen Oberflächenveränderungen kann dies erschwert sein. Nun können die Größe, Form und die Oberfläche beschrieben werden.

Größe: Eine Vergrößerung der Niere kann durch ein Ödem (Schockniere), durch Stauungshyperämie u. v. m. bedingt sein, wobei auch das Gewicht erhöht ist. Das durchschnittliche Gewicht der Niere beträgt 150 g. Verkleinerungen können angeboren (Hypoplasie) oder vaskulärer, pyelonephritischer, glomerulonephritischer Natur sein. Die letzteren können auch zu entsprechenden Formänderungen (Schrumpfniere) führen. Hierzu zählen auch Anomalien wie eine Hufeisenniere.

Die **Oberfläche** der regulären Niere ist braunrot (dunkelrot bei Stauungshyperämie) und glatt und zeigt mehr oder weniger deutlich die erhaltene embryonale Lappung (Renculi). Die oberflächliche Granulierung weist auf eine Arterio-, Arteriolosklerose *(rote Granularatrophie)* oder bei gelblicher Färbung *(gelbe Granularatrophie)* auf eine

Glomerulonephritis hin. Auch die Art von Infarktnarben lässt die zugrunde liegenden Grundkrankheiten erkennen:

Narben an der Oberfläche
► Strich-, sternförmige rötliche Narben an der Konvexität und/oder trichterförmig eingezogene Narben mit weißlichem Grund sind pathognomonisch für arteriosklerotische Gefäßänderungen
► Unregelmäßige, landkartenartige Narben mit rötlichem Grund und hilusnahe gelegen sprechen für die pyelonephritische Natur der Veränderungen

Disseminiert verteilte gelbliche Abszesse sind bei einer Septikopyämie typisch, während in Gruppen angeordnete bei einer akuten, purulenten Pyelonephritis auffindbar sind. Bei Letzterer setzen sich die herdförmigen eitrigen Veränderungen auf der Schnittfläche in Form sogenannter Eiterstraßen (von der Rinde bis ins Mark reichend) fort.

Ein häufiger, klinisch nicht relevanter Nebenbefund stellen die Nierenzysten dar, die bis zu 5 cm im Durchmesser halten können und klare Flüssigkeit beinhalten. Davon müssen jedoch Zystennieren unterschieden werden, die hereditäre Veränderungen sind und nach Potter klassifiziert werden (z. B. autosomal rezessiv vererbte infantile polyzystische Schwammniere – Potter Typ I, autosomal dominant vererbte polyzystische Niere des Erwachsenen – Potter Typ III).

Schnittfläche: Um diese zu beurteilen, wird die Niere von der Konvexität hiluswärts mit dem Hirnmesser eingeschnitten. Dabei wird die Niere semmelförmig (brötchenartig) mit den Hilusgefäßen zwischen drittem und viertem Finger gehalten und der Schnitt soweit geführt, dass das Nierenbecken eröffnet wird.

Es wird auf den Blutgehalt von Rinde und Mark geachtet und die Grenze zwischen diesen Bereichen beschrieben. Der Blutgehalt kann vermehrt (hyperämisch) oder verringert (ischämisch), die Rinden-Markgrenze scharf oder diffus und verwaschen (Ödem) sein. Der Blutgehalt ist bei Stauungshyperämie vermehrt, die sogenannte Schockniere zeichnet sich durch eine gelblich-ischämische Rinde (Verfettung und Blutarmut) und ein dunkelrotes-hyperämisches Mark (Vasodilatation der Vasa recta) aus.

Neben den beschriebenen Eiterstraßen bei einer Pyelonephritis sind auf der Schnittfläche auch gelbliche Streifen bei Hyperurikämie (Harnsäureinfarkte) oder weißliche Streifen bei Nephrokalzinose (Kalkinfarkte) erkennbar.

Das bei Schrumpfnieren reduzierte/atrophierte Parenchym wird durch z. T. ausgedehnte peripelvine Fettgewebsvermehrung (Vakatfettwucherung) ersetzt.

Nun wird mit der kleinen Schere das Nierenbecken, soweit noch nicht durch den Hauptschnitt erzielt, eröffnet und mit der stumpfen Branche im Lumen des Ureters derselbe in seiner Längsrichtung aufgeschnitten.

Die Calices renales, das Nierenbecken, sowie die Ureteren werden auf Inhalt (Konkremente, Eiter ...), Weite (bzw. Durchgängigkeit), Schleimhaut (Beschaffenheit und Farbe) und Wandbeschaffenheit untersucht. Prinzipiell kann in sandartige Konkremente und in sogenannte Ausgusssteine, die das gesamte Lumen ausfüllen, unterschieden werden. Diese oder Narbenstrikturen, Tumore des Ureters oder des kleinen Beckens können zu einer mechanischen Obstruktion führen, die eine Erweiterung des Nierenbeckens (und/oder des Ureters) durch die Harnretention bewirkt. Eine derartige Hydronephrose ist prädisponierend für aszendierende Infektionen mit der Folge einer eitrigen Entzündung (Pyonephrose).

Tumoren der Niere oder des Nierenbeckens werden bezüglich ihrer Größe, Lokalisation, Begrenzung, Schnittfläche, Konsistenz und Farbe beschrieben. Nierenzellkarzinome sind typischerweise an einem der Pole lokalisiert, polyzyklisch und scharf begrenzt, ihre Schnittfläche ist gelblich-bläulich-weißlich scheckig. Sie brechen gerne in das Nierenbecken sowie in die Nierenvene ein. Dadurch kann in der V. renalis ein Tumorthrombus entstehen, der bei besonderer Ausprägung bis in den rechten Vorhof reichen kann.

In analoger Vorgangsweise werden die andere Niere, das entsprechende Nierenbecken und der Ureter der Sektion unterzogen.

Die Sektion der **Nebennieren** erfolgt durch einen Schnitt in das suprarenale Fettgewebe mediokranial der oberen Nierenpole, wobei mehrere parallele Schnitte die Beurteilung der Nebenniere bezüglich Größe, Form, Struktur und Farbe erlaubt. Es ist insbesondere auf diffuse oder noduläre Hyperplasien der Rinde, auf intensiv gelb gefärbte Rindenadenome oder auch auf Nierenmarktumore (Phäochromozytom – weich, blutreich, bräunlich) zu achten. Die Nebennieren sind auch gelegentlich Ort von Fremdgewebsabsiedelungen (Bronchus-, Mammakarzinom). Häufig sind die Nebennieren zum Zeitpunkt der Obduktion bereits autolytisch, wodurch eine Beurteilung eingeschränkt wird.

17. Sektion der Beckenorgane

Zunächst wird das Rektum mit der Darmschere vom Anus bis zum Sigmoid eröffnet und dieses analog zum restlichen Dickdarm beurteilt. Vor allem soll dabei auf Hämorrhoidalknoten, Polypen und Ulcera geachtet werden.

Anschließend wird durch die Urethra die Harnblase eröffnet, deren **Inhalt** (Harn, Blut, Eiter ...), **Mucosa** (gerötet, Blutungen in der Hinterwand als sog. Katheterläsionen ...) und **Wandbeschaffenheit** (verstärkte muskuläre Trabekel bei Prostatahyperplasie ...) beschrieben.

Männliche Leiche: Durch eine ausgeprägte Prostatahyperplasie kann die Blasenschleimhaut propfförmig vorgewölbt werden, wodurch ein ventilartiger Verschluss des Uretralostiums zustande kommt, der sich durch zunehmendes Harnvolumen verstärkt (Home'scher Lappen). Durch dieses Passagehindernis kann nur wenig Harn mit vermehrten Kraftaufwand ausgeschieden werden, wodurch die muskulären Wandanteile der Harnblase hypertrophieren (Trabekelblase).

Zwischen Harnblase und Rektum können durch einen Schnitt zwischen diesen beiden Strukturen die Samenbläschen dargestellt werden.

Die Prostata wird quer zur Urethra eingeschnitten und ist regulär kastaniengroß (ca. 3×4 cm), wiegt rund 20 g, ist prall-elastisch und an der Schnittfläche homogen weiß. Die Hyperplasie ist durch Vergrößerung, eine knotige Struktur und Elastizität gekennzeichnet. Das Prostatakarzinom hingegen weist eine derbe, harte Konsistenz, unscharfe Grenzen des zumeist dorsal gelegenen und gelblichen Knotens auf. Es ist bei der Vergrößerung der Prostata stets zu beschreiben, ob eine Harnröhrenverengung vorliegt oder nicht. Prostatakonkremente sind auf der Schnittfläche als schnupftabakähnliche, schwärzliche Körner erkennbar.

Wird der Hoden nicht über den Leistenkanal heraufgezogen, so kann er durch einen Schnitt in das Skrotum zur Darstellung gebracht werden. Für welche Sektionstechnik sich der Obduzent auch entscheidet, der Hoden ist anschließend in seinem größten Durchmesser einzuschneiden und mit der Pinzette zu prüfen, ob Parenchymfäden ausgezogen werden können (reguläre Samenkanälchen). Der Hoden wird in seiner Größe und Form beschrieben, seine Farbe ist karamellbraun. Natürlich ist auch auf etwaige Tumoren zu achten, die in ihrer Größe, Farbe, Abgrenzbarkeit, Konsistenz und Schnittfläche zu erfassen sind.

Weibliche Leiche: Es erfolgt nach der Harnblasensektion die Eröffnung der Vagina mit einer Inspektion der Portio auf Erosionen, Tumoren etc. Mit der Knopfsonde wird nun die Sondenlänge des Uteruscavums bestimmt und danach mit der kleinen Schere dieser an seiner Vorderseite eröffnet, wobei auch die Tubenwinkel eingeschlossen werden sollten. Das Endometrium erscheint graurot, 1–2 mm breit, das Myometrium grauweißlich, grobfaszikulär und 15–20 mm breit. Darin eingelagert (intramural), submukös oder subserös, evtl. auch gestielt, können des Öfteren gut abgegrenzte, derbe, grobfaszikuläre und grauweißliche Leiomyome beobachtet werden. Eine Wandverbreiterung mit kleinen Zysten auf der Schnittfläche mit braunschwärzlichem Inhalt finden sich bei der Adenomyosis uteri („Schokoladezysten"). Im Zervixkanal sind häufig polypoide, glasig-transparente Gebilde (Ovula Nabothi) zu finden. Tumoren (Korpus-Zervixkarzinome) sind in geschilderter Art und Weise zu beschreiben.

Bei den Tuben ist auf ihre Durchgängigkeit und auf ein offenes Fimbrienende zu achten, evtl. eine Hydrosalpinx (posthornartige Ausweitung mit klarem Inhalt) oder Pyosalpinx (gelblich-rahmiger Inhalt) zu beschreiben. Die Ovarien sind in ihrer Größe festzuhalten und von der Konvexität her einzuschneiden. Auf der Schnittfläche können z. B. Corpora candicantia/albicantia sowie Corpora atretica und/oder Corpora rubra, follikuläre Zysten oder auch zystische Tumore gesehen werden. Eine besondere Veränderung ist die Dermoidzyste (zystisches reifes Teratom), deren Inhalt aus Haaren, Zähnen, Knorpel usw. bestehen kann. Atrophe Ovarien (z. B. postmenopausal) bestehen fast nur mehr aus Bindegewebe oder die Gonaden sind durch bindegewebige Bänder (Streaks bei Turner-Syndrom) ersetzt. Abtropfmetastasen (z. B. bei Magenkarzinom) an den Ovarien werden als Krukenberg-Metastasen bezeichnet.

18. Wirbelsäule, Femurmark und tiefe Beinvenen

Die Wirbelsäule wird hinsichtlich ihres Verlaufes (evtl. Skoliose, Kyphose …) und Beschaffenheit der Wirbelkörper (Osteoporose, Metastasen usw.) durch einen Wirbelsäulenkappschnitt beurteilt.

Das Knochenmark kann z. B. durch einen queren Schnitt durch das Femur einer makromorphologischen Inspektion zugänglich gemacht werden, wobei bei Fragen nach Krankheiten aus dem lymphatischen Formenkreis für die histomorphologische Beurteilung eine postmortale Beckenkammstanze zu bevorzugen ist.

Ist durch die vorangegangene Sektion der Leiche eine Emboliequelle bei evtl. Pulmonalembolie noch nicht nachgewiesen, ist an der Beugeseite der unteren Extremitäten ein tiefer, ausgedehnter Schnitt zu führen, um die tiefen Beinvenen zu inspizieren.

Obduktionsprotokoll

Entsprechend der rechtlichen Vorschriften (siehe oben) ist von einer Obduktion ein schriftlicher Befundbericht zu verfassen und dieser zu verwahren. Er besteht im Allgemeinen aus folgenden Komponenten:

1. Obduktionsanweisung mit evtl. beigelegtem klinischen Decursus morbi,
2. pathologisch-anatomische Diagnosenliste,
3. pathologisch-anatomische Beschreibung,
4. ggf. eine histologische Beschreibung sowie
5. ggf. molekularpathologische Befunde und
6. eine abschließende Diagnose (Gutachten) mit evtl. angeschlossener Epikrise bei komplexen Fällen.

1. Die Obduktionsanweisung

ist vom Kliniker auszufüllen und umfasst grundsätzliche Informationen. Sie liefert eine erste Orientierung über das Krankheitsbild (Grundkrankheit, Infektionen, Operationen ...), über spezielle Fragestellungen und (falls leserlich) ist ein Ansprechpartner der Klinik genannt, um sich mit diesem **und** der Krankengeschichte ein Bild über das Leiden des Verstorbenen zu machen. Es ist keineswegs notwendig, „Romane" zu verfassen, allerdings ist die leider öfters eher unwillig und schlampig ausgefüllte Anweisung mehr Hindernis als Hilfe. Sie sollte stichwortartig mit den wichtigsten Informationen versehen sein.

2. Pathologisch-anatomische Diagnosenliste

Die im Rahmen der Obduktion evtl. mit histopathologischen Befunden erhobenen Hauptbefunde und Diagnosen werden nach **Grundleiden, zum Tode führende Folgekrankheit(en), andere für den Todeseintritt wesentliche Krankheit(en),** in **pathologisch-anatomische Diagnosen** und **Epikrise** unterteilt.

Das Grundleiden stellt jene Erkrankung dar, die letztlich unmittelbar durch die erhobene Folgekrankheit zum Tode des Patienten geführt hat. Bei älteren, multimorbiden Verstorbenen ist der Tod mitunter als Summationseffekt mehrerer Ursachen anzusehen. Hierfür dient die Rubrik der anderen für den Todeseintritt wesentlichen Krankheiten. Die pathologisch-anatomischen Diagnosen setzen sich aus Hauptdiagnosen und Nebenbefunden zusammen, wobei eine pathogenetische Kausalkette eingehalten werden soll. Die Aufgabe der Epikrise ist es, die pathologisch-anatomischen Befunde und Diagnosen mit den klinisch beobachteten Abläufen in Einklang zu bringen und eine abschließende Gesamtbeurteilung zu erstellen. Im alltäglichen Routinebetrieb ist es in der Regel nicht notwendig, bei eindeutigem Krankheitsbild und Todesursache eine Epikrise z. B. eines am Myokardinfarkt verstorbenen Patienten zu verfassen. Daher beschränkt sich das Verfassen einer Epikrise auf komplizierte und komplexe Krankheitsbilder sowie auf die Beantwortung spezieller klinischer Fragestellungen.

3. Pathologisch-anatomische Beschreibung

Die Aufgabe des pathologisch-anatomischen Befundberichtes besteht darin, das Wahrgenommene schriftlich niederzulegen, um einerseits dem Gesetz Genüge zu tun (§ 25 KAG) und andererseits einem Leser auch noch nach Jahren eine eigene Diagnosestellung zu ermöglichen. Die Interpretation der Morphologie kann sich ändern, die pathologisch-anatomische Beschreibung verliert nie deren Bedeutung. Aus ein und demselben Befund können – je nach Umständen, Begleitinformation oder Stand der Wissenschaft – verschiedene Diagnosen abgeleitet werden. Es besteht daher ein grundlegender Unterschied zwischen „Befund“ (morphologische Beschreibung) und der „Diagnose“, die durch kognitive Reflexion der perzipierten morphologischen Veränderung in ein Krankheitsbild einordnet. Daher ist jede Diagnose einer gewissen Subjektivität unterworfen, die unter anderem vom Stand des Wissens (State of the Art) abhängig ist.

Der Bericht soll so beschaffen sein, dass ein späterer Leser die Obduktion gewissermaßen vor seinem „geistigen Auge“ nachvollziehen kann. Daraus ergeben sich die Reihenfolge und die Gliederung der Beschreibung, die im Wesentlichen dem Gang der Obduktion entsprechen soll. Zwecks Übersichtlichkeit hat sich folgende Gliederung bewährt, die eine klinische Katamnese dem eigentlichen morphologischen Bericht voranstellt:

1. klinische Angaben
2. äußere Beschreibung
3. Schädel
4. Thoraxsitus
5. Thorax- und Halsorgane
6. Bauchsitus
7. Bauchorgane
8. besondere Präparationen

Zum Zwecke der Vollständigkeit sollten alle Organe erwähnt werden, um nicht später den Eindruck zu erwecken, dass dieses Organ nicht inspiziert wurde.

Um romanartige Beschreibungen zu vermeiden, hat sich der sogenannte Telegrammstil als vorteilhaft erwiesen, wobei jedes unnötige Wort vermieden wird. Es ist beispielsweise nicht notwendig zu schildern, dass „nach Einschneiden der Leber“ ein bestimmter Befund erhoben wurde. Jedoch sollten alle Abweichungen vom regulären Obduktionsstil, d. h. eine besondere Art des Vorgehens erwähnt und z. T. begründet werden.

Auch ist zu vermeiden, Zustände als Vorgänge zu beschreiben: **Nicht** „das Ulcus arrodiert das Gefäß“, **sondern** „am Grund des Ulcus eine eröffnete Arterie“.

Keine Diagnosen statt Beschreibung, keine histologischen Befunde vorwegnehmen!

Manchmal ist es auch von Bedeutung, nicht vorhandene Befunde, d. h. deren Fehlen expressis verbis zu erwähnen, um zu zeigen, dass bei bestimmten Fragestellungen (z. B. Zeichen einer Transplantatabstoßung) auf spezifische Veränderungen geachtet wurde. Ein Nichtansprechen solcher negativer Befunde lässt immer die Möglichkeit offen, dass diese nicht explizit gesucht wurden.

Protokollbeispiel

Eine xx cm lange, xx kg schwere (pyknische, asthenische, athletische) weibl./männl. Leiche von (grazilem, mittelkräftigem, kräftigem) Körperbau und ebensolcher Muskelbildung in gutem/adipösem/reduziertem/kachektischem Ernährungszustand (EZ). Die Haut blassgrau-wächsern. Der Behaarungstyp weibl./männl. Die Totenflecke in den dorsalen Körperpartien blauviolett, reichlich/spärlich ausgebildet und (nicht) wegdrückbar. Die Totenstarre im Stadium der vollen Ausprägung/Lyse. Innerhalb der behaarten Kopfhaut keine Verletzungen. Die Augenbindehäute blass (gerötet, gelblich) ohne/mit Blutaustritte(n). Die Skleren weiß (gelblich). Die Sehlöcher rund, mittelweit, seitengleich. Die Pupillen mittelweit, rund und isocor (anisocor). Das Nasenskelett nicht abnorm beweglich. Die Gesichtsöffnungen und die äußeren Gehörgänge frei (evtl. Katheter, Blut-, Liquoraustritt). Das Kiefer zahntragend/zahnlos, trägt ein schadhaftes bzw. saniertes Eigengebiss oder Unterkiefer-, Oberkiefervoll/teilprothese. Der Hals ist kurz/mittellang, lang, gedrungen und unverletzt (Jugulariskatheter, Narben). Die supraklavikularen Lymphknoten sind (nicht) tastbar (in einer Größe von xx cm). Der Brustkorb ist symmetrisch, gut gewölbt, elastisch (starr, abnorme Rippenbeweglichkeit). Die Brustdrüsen geschlechtsentsprechend, die Mammen unauffällig (Knoten). Der epigastrische Winkel ist spitz/stumpf/rechtwinkelig (durch Knopfnaht/Klammern verschlossene OP-Wunde, weiße und blande Narben xx cm lang). Die axillaren Lymphknoten (nicht) tastbar (in einer Größe von xx cm). Der Bauch inner-/ober-/unterhalb (Querfinger) des Thoraxniveaus (seitlich ausladend, Stoßpalpation). Die inguinalen Lymphknoten (nicht) tastbar. Die Afteröffnung frei/mit Kot verschmiert, die äußere Genitalregion regelrecht. Die Extremitäten ohne Auffälligkeiten (Injektionshämatome, Varizen, Ödeme, Narben, in der Sakralregion ein Dekubitalgeschwür).

Das knöcherne Schädeldach und die Basis unverletzt, die Dreischichtung erhalten/eburniert, die harte Hirnhaut gut gespannt und sehnig glänzend. Evtl. Blutungen (epidural, subdural, arachnoidal). Die Sinus frei. Die Leptomeningen sind zart und glatt (injiziert, eitrig). Die basalen Hirnarterien zart, anatomisch regelrecht angeordnet (fleckförmig, diffus sklerosiert. Weiters findet sich Aneurysma, Thrombus, Embolus, Stenose.

Das Hirn xx g schwer (ggf. Hirngewicht fixiert xx g), die Großhirnwindungen verschmälert, abgeplattet, regelrecht, die Furchen schmal/weit/verstrichen/entsprechend aufgebraucht. Die basalen Zisternen frei. Hirndruckzeichen in Form von vorderen/

hinteren tentoriellen Druckzeichen (Schnürfurchen am Uncus gyri parahippocampalis/ Kleinhirntonsillen). Die Hirnsubstanz mäßig fest, zerfließlich, an der Schnittfläche feucht glänzend, die Stammganglien regelrecht/marmoriert, lakunäre Zystchen. Die Ventrikel mittelweit (eingeengt, erweitert), a) symmetrisch, von klarem (blutig tingierten) Liquor, mit Blut erfüllt. Das Ependym glatt, der Sylvische Aqueduct durchgängig, Epiphyse, Vierhügelplatte und Rautengrube unauffällig. Auf Frontalschnitten keine makroskopischen Veränderungen erkennbar, die Grenze zwischen grauer und weißer Substanz durchwegs gut erkennbar und scharf (diffus, verwaschen), Hypophyse, Kleinhirn o. B.

Bei Eröffnung des Thorax findet sich in beiden Pleurahöhlen kein abnormer Inhalt (seröser/blutig tingierter Erguss xx ml). Die Zwerchfellkuppe rechts in Höhe des 4. ICR, links in Höhe der 5. Rippe. Die Lungen sind gut gewölbt (marginal depigmentiert, zartrosa, luftkissenartig gebläht/kollabiert), die Pleura zart, glatt, glänzend und durchsichtig (schwartig verdickt, getrübt, subpleurale Blutungen). Die ventralen Lungenanteile berühren sich (nicht). Von der (deutlich glänzenden, zimtfarbenen) Schnittfläche fließt reichlich (wenig, kaum, keine) blutig-schaumige Flüssigkeit ab. Im Bereich von xx evtl. blaurotes, über Niveau liegendes Areal mit erhöhter Konsistenz/ multiple vereinzelte, konfluente, feste, trockene, matte Herde. Die peripheren Lungenschlagaderäste frei (durch vereinzelte, multiple, geriffelte, brüchige, graurote, trockene Blutgerinnsel verschlossen), die Bronchien frei (mit schleimigen, schaumigen, eitrigem Sekret erfüllt).

Im Herzbeutel eine geringe Menge (xx ml) bernsteinfarbene/weißliche/blutige/gelbliche) Flüssigkeit. Peri- und Epikard sind ohne auffällige Befunde, fibrinös belegt. Das Herz ist xx g schwer (in beiden Teilen vergrößert), die Herzspitze wird vom li/re Ventrikel gebildet. Das Herz misst von der Basis zur Spitze xx cm/entspricht der Leichenfaust, an der Herzkrone xx cm. Der rechte Vorhof und die rechte Kammer kontrahiert/dilatiert, die Trikuspidalklappe (Trikuspidalis) zart und schlussfähig, xx cm im Umfang messend. Die Wand des rechten Ventrikels weist an der Basis eine xx cm dicke Muskelschicht auf. (Die in die venösen Gefäße im Hals/Supraklavikularbereich eingeführten Katheter reichen bis in die obere Hohlvene/rechten Vorhof). Der linke Vorhof, die linke Kammer dilatiert/kontrahiert, die Mitralklappe (Mitralis) zart und schlussfähig (an der Basis sklerosiert, in Position der Mitralis eine funktionstüchtige Bioprothese/künstliche Prothese fest/nicht dehiszent verankert). Die linke Kammer misst an der Basis xx mm. Das Foramen ovale geschlossen/anatomisch/

funktionell offen. Die Herzmuskulatur rotbraun, schlaff, von streifigem Bindegewebe durchzogen (mit zungenförmig einwachsendem Fettgewebe). Im Bereich des xx (Septums, linken Ventrikels ...) findet sich xx (lehmfarbenes, prominierendes trockenes Areal). Die Kranzgefäße vom Rechts-/Links-/Normalversorgungstyp verlaufen gestreckt/meanderförmig und sind fleckförmig sklerosiert/lipoide Plaques/ Lumenstenosen. Die Pulmonalklappen, die Aortenklappen ohne pathologische Veränderungen, an der Basis sklerosiert, durch Herzklappenprothese (Kugelventilklappe ersetzt und durch fortlaufende Naht am Ansatzring fixiert) Stamm und Hauptäste der Lungenschlagader frei. Die Aorta, die großen Äste des Aortenbogens sowie die Halsgefäße unauffällig, sklerosiert/ulcerierte Atherome/lipoide Plaques, im Teilungsbereich der Halsschlagadern keine Lumenstenosen.

Die Zunge unverletzt, die Gaumenmandeln eitrig/atroph/vergrößert/altoperativ entfernt. Die Schilddrüse unauffällig, honigfarben/kolloidartig glänzend, vergrößert mit Knoten, Zysten, Verkalkungen. Kehlkopf und Zungenbein intakt. Die Trachea frei/ohne Inhalt (schaumig, schleimiges Sekret, subglottisch ein Druckulcus bei St. p. Intubation), die Schleimhaut unauffällig/gerötet. Die Speiseröhre frei/ohne Inhalt/ mit breiig/flüssigem Inhalt, die Schleimhaut unauffällig/gerötet. Die Bifurkationslymphknoten graurot/anthrakotisch schwärzlich pigmentiert.

Bei Inspektion des Abdomens findet sich xx ml/kein abnormer Inhalt, die Leber am Rippenbogen, xx QF über den Rippenbogen hinausreichend, das große Netz bedeckt die Dünndarmschlingen und ist nirgends adhärent. Das Peritoneum zart, glatt, glänzend und durchsichtig (matt, glanzlos, von nicht abstreifbaren, gelblichen Belägen bedeckt). Die Appendix an typischer Stelle/altoperativ entfernt.

Die Leber xx g schwer (plump-scharfrandig), der Peritonealüberzug ohne pathologischen Befund, die Oberfläche glatt, knotig, die Farbe braun/rotbraun/gelb/grün. Die Konsistenz, die Kohärenz regelrecht/erhöht/herabgesetzt. Auf der Schnittfläche punktförmige/straßenförmige/netzartige Stauungszeichen entsprechend x. Grades. Pfortader und Lebervenen sind frei. Die Gallenblase mittelweit, die Wand zart verdickt, die Schleimhaut grünlich, samtartig glänzend, keine Konkremente (altoperativ entfernt). Die Gallenwege normkalibrig und frei, die Papille regelrecht/stenosiert/ ödematös aufgequollen.

Das Pankreas mit regelrechter Läppchenarchitektur/aufgehobener Läppchenarchitektur, regelrechter Konsistenz/zystisch zerfließlich/derb, ohne Herdbefund.

Die Milz ist xx g schwer, der Peritonealüberzug gespannt, gerunzelt, hyalin, verdickt, die Farbe violett. Von der schwarzroten Schnittfläche lässt sich kaum/reichlich/kein Parenchym abstreifen, die Konsistenz fest/zerfließlich.

Der Magen mit der Norm entsprechenden Form, dessen Mucosa unauffällig, mit erhaltenem Schleimhautrelief (gerötet/mit Erosionen übersät), kein Inhalt (dünnflüssig, breiig, schleimig, blutig), der Pylorus frei durchgängig, die Lymphknoten an der kleinen und großen Kurvatur ohne pathologischen Befund.

Dünn- und Dickdarm in Form, Inhalt und Wandbeschaffenheit unauffällig (der Dickdarm ist haustriert, von Darmgasen gebläht, Polypen).

Die Nebennieren von normalen Aspekt/atrophiert/hyperplastisch/autolytisch/von xx cm Fremdgewebe eingenommen/ersetzt.

Die re/li/bd Nieren xx g schwer, leicht/schwer aus der Kapsel zu lösen. Die Oberfläche ist braunrot (gelbrot und glatt/granuliert/zeigt Reste der embryonalen Lappung, Zysteninfarkte, Narben). Die Rinden-Mark-Grenze ist in allen Abschnitten erhalten/verwaschen, Rinde und Mark von regulärem Blutgehalt und regelrechter Breite/verschmälert. Das Nierenbecken, beide Ureteren normal weit/ausgeweitet, frei durchgängig, die Schleimhaut regelrecht (das peripelvine Fettgewebe vermehrt). Die Harnblase mittelweit, die Schleimhaut ohne krankhafte Veränderungen (evtl. mit stark vorspringenden, muskulären Trabekeln).

Die Prostata kastaniengroß/xx × xx cm messend, prall-elastisch, an der Schnittfläche homogen weiß, keine Harnröhrenverengung.

Die Hoden, Nebenhoden, Samenbläschen ohne Besonderheiten.

Die inneren Genitalorgane regelrecht (altersentsprechend atroph, Uterus altoperativ entfernt, Vaginalstumpf endet blind).

Die Bauchaorta mit exulzerierten Plaques, die Abgänge der großen Arterien frei. Die untere Hohlvene und die Beckenvenen o. B.

Die tiefen Beinvenen li/re thrombosiert.

Die Wirbelsäule skoliotisch deformiert. Am Wirbelsäulenkappschnitt wurde im Bereich von xx (thorakal, lumbal) gefunden.

Zusatzuntersuchungen: Histologie, Molekularpathologie, Mikrobiologie, chemisch-toxikologische Analyse

Bei unklarem makromorphologischem Bild, besonderen Fragestellungen oder zur Dokumentation werden Organproben des Verstorbenen zur feingeweblichen Untersuchung und/oder molekularpathologischen Diagnostik entnommen. Prinzipiell ist eine rasche Entnahme wegen der voranschreitenden Autolyse von großer Bedeutung. Um schnell eine Klärung einer möglichen Todesursache (z. B. Myokarditis) zu erhalten, ist auch ein Gefrierschnitt von Interesse, wobei aufgrund der schlechteren Histomorphologie ein Praffinschnitt immer bevorzugt werden sollte. Ebenso sind mikrobiologische und labordiagnostische Methoden wertvoll. Immer ist im Einzelfall abzuwägen, ob die postmortale Anwendung sinnvoll ist.

Obduktion infektiöser Leichen

Infektionserkrankungen sind im medizinischen Alltag von großer Bedeutung. Nicht selten tragen diese zum Sterben wesentlich bei oder sind sogar unmittelbar Auslöser für den Tod. Daher begegnen wir Infekten in jeder Form im Seziersaal. Aus fachlichen als auch sanitätsbehördlichen Gründen, wie schon in den vorherigen Kapiteln erwähnt, ist oftmals eine Obduktion des Leichnams (zwingend) indiziert. Wie geht man nun als Obduzent mit einer infektiösen Leiche um? Grundsätzlich ist jeder Leichnam als potentiell infektiös zu erachten, da – besonders bei unerwarteten Todesfällen außerhalb des Spitals – weder dem Totenbeschauer, noch dem Obduzenten eine exakte Anamnese des Verstorbenen vorliegt. Auch im Spital liegen teils unklare Krankheitsbilder vor, sodass bei aller prämortaler Diagnostik grundsätzlich Vorsicht geboten ist!

Dies impliziert eine regelhafte hygienische Handhabung von Leichen. Der Obduzent trägt zumindest Einweghandschuhe, Einwegschürze, Mundschutz sowie Schuhschoner. Die Obduktion selbst sollte immer ohne wesentlich erhöhtes Schmutzaufkommen vonstattengehen, sprich der Tisch sollte immer von übermäßigem Blut und Fäkalien während einer Autopsie gesäubert werden. Nach dem Abschluss der Obduktion ist eine Desinfektion der Arbeitsflächen und der beschmutzen Utensilien notwendig. Eine Aufgabe, die von den Obduktionsgehilfen erledigt wird. Fließendes Wasser, Desinfektionsmittel, Papierhandtücher sowie Augenduschen sollten in jeder Obduktionsräumlichkeit zu finden sein.

Nun gibt es aber infektiöse Leichen, welche laut bestehender Seuchenpläne nur mit speziellen Schutzmaßnahmen oder auch in speziellen eigenen Einrichtungen obduziert werden dürfen. Die Einstufung der Erreger in Risikogruppen richtet sich global nach internationalen Kriterien (CDC, WHO oder ECDC) entsprechend sogenannter **biologischer Schutzstufen – Biosafty Level (BSL)**. Legistisch sind in Österreich das Epidemie-Gesetz und Landessanitätsgesetze rahmengebend. Zum Beispiel darf, gemäß dem Seuchenplan der Steiermark, die innere Leichenschau von Verstorbenen, die mit Erregern der Risikogruppe 3 (s. Tab.) oder 4 infiziert sind oder auch der Verdacht einer solchen Infektion vorliegt, ausschließlich unter BSL-3- oder BSL-4-Bedingungen und von entsprechend geschultem und regelmäßig trainiertem Personal durchgeführt werden. Dies heißt für die Praxis, dass z. B. Verstorbene mit Infektionskrankheiten der Risikogruppe 3 (z. B. Hepatitis C) am Sterbeort bereits in eine flüssigkeitsdichte Plastikhülle gelegt werden müssen, die von außen zu desinfizieren ist. Danach muss der Leichnam an ein Institut für Pathologie/Gerichtsmedizin gebracht werden, welches einen geeigneten BSL-3-Autopsie-Bereich hat.

Darüber hinaus gilt für diese als Sondersektion bezeichnete Autopsie eine gezielte Minimalobduktion, d. h. obduziert wird nur in dem für die Diagnosestellung zwingend nötigen Umfang. Prozeduren mit erhöhtem Risiko einer Keimverbreitung (z. B. Vertragen oder Verspritzen von Flüssigkeit, Öffnen von unter Druck stehenden Hohlräumen) werden dabei nach Möglichkeit unterlassen. Eine sogenannte trockene Obduktion ist anzustreben: Es wird möglichst kein Fließwasser verwendet; obduziert wird auf einer saugfähigen/wasserdichten Unterlage, die anschließend kontaminationsfrei entsorgt wird. Solche Sondersektionen dürfen nur mit möglichst wenig Personal und unter Ausschluss aller unnötigen Begleitpersonen durchgeführt werden. Eine Beteiligung von Lernenden (Studenten, Ärzten) ist sehr kritisch abzuwägen. Risiko und notwendiger Lern- und Übungsbedarf sind hier gegenüberzustellen. Keinesfalls sollte eine Person alleine eine Obduktion im Sondersektionsbereich vornehmen.

Der Obduzent muss bei der Obduktion einer solchen Leiche erhöhte Schutzbedingungen einhalten: Mundschutz ist hier obligat, ebenso soll ein Gesichtsvisier/Schutzbrille als Spritzschutz getragen werden. Zudem sind Aramid-Handschuhe (para-Aramidfasern, welche im Sicherheitsbereich als Splitterschutz, beschusshemmende Westen, Schutzhelme, Panzerungen für Fahrzeuge und Schnittschutzhandschuhe verwendet werden), ggf. mit darübergestülpten Latexhandschuhen, anzuziehen. Die Verwendung von Kettenhandschuhen, wie dies in einer Fleischerei üblich sein mag, ist für die Autopsie kontraproduktiv. Es handelt sich hier um eine feinfühlige Detailpräparation von krankheits-/organspezifischen Veränderungen.

Nach Abschluss der Obduktion muss der Leichnam wieder in eine flüssigkeitsdichte Plastikhülle gelegt werden, die erneut von außen desinfiziert wird. Danach kann der Leichnam der Bestattung übergeben werden.

Bei Verdacht auf Erreger der Risikogruppe 4 (ausschließlich Viren, d. s. Erreger von hämorrhagischem Fieber, wie das Ebola-, Lassa-, Krim-Kongo- und Marburg-Virus sowie die Pocken-Erreger der Spezies Variola, das Orthopoxvirus variolae) ist in einem BSL-4-Labor mit einen Vollschutzanzug mit autarker Atemluftversorgung zu arbeiten. Ansonsten gilt das gleiche Prinzip einer minimal invasiven Autopsie, um das Risiko einer Kontamination zu minimieren. Derzeit bestehen keine derartigen BSL-4-Laboratorien, geschweige denn Sezierräumlichkeiten, in Österreich.

Einen Sonderfall bilden Obduktionen bei Verdacht auf eine **transmissible spongiforme Encephalopathie (TSE)**, die der Schutzstufe 3 zuzuordnen sind. Auch hier muss der Transport des Leichnams wie oben beschrieben durchgeführt werden. Im Falle des Verdachtes auf eine Prionenerkrankung ist es durchaus legitim nur eine Teilobduktion (Entnahme von Gehirn und/oder Rückenmark/Tonsillen) durchzuführen, um einer Verbreitung der „Erreger" entgegenzuwirken. Eigentlich handelt es sich bei den sogenannten Prionen um atypische Eiweiße (abnorm gefaltete Prionproteine), die zu neurodegenerativen Erkrankungen (z. B. Creutzfeldt-Jakob-Krankheit, CJK/CJD) führen, die auf eher unklarem Weg auf den Menschen übertragen werden, wobei aber auch genetische oder sporadische Formen auftreten.

Der Umgang mit dem Leichnam eines Verstorbenen mit Verdacht auf **CJD** erfolgt grundsätzlich nach den allgemeinen Hygienegrundsätzen. Die Verwendung des Leichnams zu Lehrzwecken verbietet sich m. E. genauso wie bei Vorliegen z. B. einer offenen Lungentuberkulose. Bei der CJD sieht man makroskopisch keinen relevanten Befund! Bei der offenen TBC ist das Infektionsrisiko zu hoch. Auf das Einbalsamieren des Leichnams durch invasive Maßnahmen ist ebenso zu verzichten.

Nach der Obduktion des Leichnams ist geboten, den Leichnam in einer verschlossenen Plastikhülle (Bodybag) an das Bestattungsinstitut zu übergeben. Eine (längere) Aufbahrung des Leichnams ist grundsätzlich nicht abzulehnen. Deshalb soll der Leichnam nach einer Sektion mit 1–2 M NaOH abgewaschen werden. Prinzipiell sollten Manipulationen an dem Leichnam auf das Notwendigste beschränkt werden.

Auch wenn es derzeit keine epidemiologischen Hinweise gibt, dass Pathologen, Obduktionsgehilfen oder mit Autopsiegewebe arbeitende Personen häufiger an CJD erkranken als die übrige Bevölkerung, kommen ein erhöhter Personenschutz und ein **Kontaminationsschutz** der Umgebung durch folgende Maßnahmen zur Anwendung:

- Persönlicher Schutz durch wasserdichte Schutzkleidung, Schutzbrille mit seitlicher Abdeckung (oder Visier), Kopfbedeckung, Mund-Nasen-Schutz und Aramid-Handschuhe mit darübergestülpten üblichen Kunststoffhandschuhen.
- Vermeidung von Aerosolen beim Sägen durch Verwendung von Edelstahl-Handsägen (oder oszillierenden Sägen mit integrierter Absaugung). Allerdings sind Handsägen leichter zu dekontaminieren. Zudem ist das Tragen von partikelfilternder Gesichtsmasken der Schutzstufe FFP 2 bis zum Ende der Sektion für alle im Obduktionssaal Anwesenden notwendig.
- Abdeckung des Seziertisches mit Kunststoff-Folie; Aufnahme von Flüssigkeiten mit saugfähigem Material und Entsorgung als infektiöser Müll durch Verbrennen. Für die umfassende Untersuchung bei CJD-Verdachtsfällen sollte immer auch Hirngewebe nativ tiefgefroren asserviert werden.

Wichtig ist, dass eine Formalinfixierung keine effektive Dekontamination des Gewebes gewährleistet. Die Formalinflüssigkeit ist als infektiös anzusehen und muss mit dem Verbrennungsabfall entsorgt werden.

Beispiele für Risikogruppe 3-Pathogene, mit denen in der Pathologie zu rechnen ist

Hepatitis Virus B, C, E	Myobacterium tuberculosis	Leishmania donovani
Humane Immundef. Virus	Shigella dysenteriae	Trypanosoma cruzi
Influenza Virus H1N1*	E. coli, enterohämorrhagisch	Cryptococcus neoformans
Hanta Virus	Francisella tularensis	Echinococcus multilocularis
Rickettsia prowazeckii	Transmissible Spongioforme Enzephalopathie (TSE)	

* wurde beim ersten Auftreten von der WHO als RG 3 eingestuft, nach Evaluierung von Komorbiditäten später auf RG 2 zurückgestuft.

Bei der **Asservierung des Hirngewebes** sollte ein Teil des Hirngewebes für die biochemische Prionproteintypisierung (notwendig zur sicheren Abgrenzung der neuen Variante der CJD) tiefgefroren und der Rest in 4% Formalin fixiert werden.

Dazu empfiehlt sich folgendes Vorgehen:

- Nach der Entnahme des Gehirns aus der Schädelhöhle wird der Hirnstamm zusammen mit dem Kleinhirn auf Höhe des Mittelhirns abgetrennt und die beiden Großhirnhemisphären in der Sagittalebene separiert.
- Von einer Hemisphäre sollten folgende Frontalschnitte bei –20 bis –80 °C eingefroren werden: Frontalpol, Hemisphärenschnitt unter Einschluss des Corpus mamillare und Okzipitalpol sowie ein keilförmiger Schnitt aus einer Kleinhirnhemisphäre.

Dekontamination

Alle während der Autopsie mit infektiösem Material in Berührung gekommenen Geräte werden nach gegenwärtigem Stand der Wissenschaft wie folgt dekontaminiert:

1. Zur Dekontamination von Arbeitsflächen kann die Exposition mit 2N NaOH (80 g pro Liter) als ausreichend angesehen werden. NaOH ist sehr gut auf Stahloberflächen, jedoch nicht auf Aluminium- oder Zinkoberflächen zu verwenden.
2. Zur Dekontamination von autoklavierbarem Material ist das Dampfautoklavieren bei 134 °C für 1 Stunde, bei 121 °C für 4,5 Stunden bzw. bei 136 °C in zwei aufeinanderfolgenden Zyklen von je 36 min Länge geeignet. In der Literatur besteht allerdings über die Sterilisierung durch das Autoklavieren keine übereinstimmende Ansicht.
3. Nicht autoklavierbares Material wird durch Einlegen in 2N NaOH für 2 × 30 Minuten oder ohne Wechseln der Lauge für mindestens 12 Stunden dekontaminiert.
4. Kontaminierte Haut wird für 10 Minuten 1N NaOH ausgesetzt, danach unter laufendem Wasser gründlich abgespült.
5. Kontaminierte Flüssigkeiten (Brauchwasser, Formalin) müssen der Verbrennung zugeführt werden (am besten mit Zellstoff absorbieren und in die entsprechende Abfalltonne für verbrennbaren medizinischen Müll werfen).

Nachwort – wozu Autopsie?

Ärzte ohne Anatomie sind Maulwürfen gleich:
sie arbeiten im Dunkeln, und ihrer Hände Tagewerk sind Erdhügel.

Friedrich Tiedemann (1781–1861)

Seit Jahren sinken stetig die Obduktionszahlen und dies selbst in Österreich, das eine sehr Autopsie-freundliche Gesetzgebung hat. Während in Österreich noch in den 1970er Jahren gut 99 % der Verstorbenen obduziert wurden, sind dies heute rund 20 %. In Deutschland ging der Fall von 10 % auf 3 %. In der Schweiz von 50 % auf 20 %. Während in unseren Nachbarländern die Zustimmung der Angehörigen für die Obduktion notwendig ist und somit in Österreich der fachliche Wunsch dafür leichter umgesetzt werden kann, sinkt die Frequenz dennoch. Was sind die Gründe dafür? Fachgesellschaften thematisieren dies schon lange und haben vielerlei Gründe namhaft gemacht:

- Fehleinschätzung des behandelnden Arztes: der Fall sei klar
- Angst vor Aufdeckung eigener Fehler (Diagnostik, Therapie)
- Arbeits- und Zeitaufwand
- zu lange dauernde oder nicht praxisnahe Beantwortung klinischer Fragen durch die Pathologie

- fehlendes Bewusstsein über den Erkenntniswert der Obduktion
- unzureichende Ausbildung in der Pathologie während des Studiums
- mangelnde Erfahrung im Umgang mit Angehörigen von Verstorbenen und fehlende Anleitung zu Aufklärungsgesprächen (Anm.: in Österreich ist ein ärztliches Trauergespräch rund um die Obduktion nicht obligat)
- Kostendenken, Sparzwang, unzureichende Kostenerstattung
- Wandel des Aufgabenfelds der Pathologie (Verschiebung von der Autopsie zur Diagnostik am Operationspräparat oder Biopsat)
- geringe Attraktivität von Publikationen auf der Basis von Obduktionsergebnissen
- unklare Rechtslage (Anm.: auch in Österreich sind die Indikationen für eine Obduktion legistisch nicht gefasst)

(Stellungnahme „Autopsie“-Langfassung. Dt. Bundesärztekammer 2005)

Seit vielen Jahren sind diese Gründe bekannt, Gegenmaßnahmen versanden allerdings. Letztlich gerät auch die österreichische Obduktionsfreundlichkeit unter Beschuss. Nachdem Jahrzehnte lang die bestehende Situation kaum hinterfragt und schon gar nicht juristisch bekämpft wurde, sind in den letzten Jahren mehrere Beschwerden zum Verfassungsgerichtshof und dzt. sogar an den Europäischen Gerichtshof für Menschenrechte in Strasbourg gelangt. Ein Spruch zum aktuellen Fall ist noch offen und wird mit Spannung erwartet. Wird das österreichische Obduktionsrecht wegen Verstoßes gegen die Grundrechte nach Art 8 (Privat- und Familienleben) und Art 9 (Religionsfreiheit) der Europäischen Menschenrechtskonvention (EMRK) zu Fall gebracht? Es wird auch geprüft, ob nicht andere, gelindere und äquivalente Maßnahmen ausreichen, um das gleiche Ergebnis zu erzielen. Natürlich steht die Virtopsie als gelindere Maßnahme in der ersten Reihe der alternativen Methoden, doch zum gegenwertigen Zeitpunkt kann man sie nicht als äquivalent gegenüber der klassischen Obduktion ansehen, denn z. B. kann eine Pulmonalembolie in einem postmortalen Computertomogramm nicht von einem postmortalen Gerinnsel unterschieden werden. Allerdings können makroskopisch unsichtbare ischämische Läsionen des Myokards in einem postmortalen MRI nachgewiesen werden. Auch in diesem Fall schlägt es mich auf ein synergistisches Miteinander. Beide Methoden sind wertvoll und es ist am jeweiligen Fachmann, der deren Möglichkeiten in sein Repertoire aufnimmt und gewichtet, wann welches Werkzeug zur Anwendung gelangt.

Große Bemühungen wurden und werden auch investiert, um den Wert einer Autopsie öffentlich zu machen, um bei Gesellschaft, Politik und Gesundheitswesen Klarheit und Verständnis zu schaffen. Während die Obduktionen aus forensischen Gründen, sprich gerichtliche Leichenöffnungen, kaum auf Widerstand und Unverständnis treffen, sind die anderen Formen der Autopsie nicht unumstritten. Dennoch haben die Ergebnisse der Obduktion in den Spitälern große Aussagekraft für die zur Anwendung kommende Qualität. Umfassenden Studien dazu sind in Görlitz (1987) und Leipzig (2008) durchgeführt worden.

So wurde z. B. in ca. 15 % aller Spitalstodesfälle eine Diskrepanz zwischen klinischer Hauptdiagnose und Sektionsbefund gefunden, die Folgen für Therapie und Überleben der betroffenen Patienten gehabt hätten. Um diese Fehlerquote zu senken, ist eine systematisierte Autopsierate mit klinisch-pathologischem Diskurs notwendig (Stellungnahme zur Autopsie; Vorstand der dt. Bundesärztekammer 2005).

In einer Publikation von Wittekind/Gradistanac (2004) wurde der Nutzen der Obduktion für die unterschiedlichen Gruppen an Beteiligten aufgelistet:

Hinterbliebene Angehörige:

- Feststellung der Grundkrankheit und der Todesursache in zweifelhaften Fällen als letzter Dienst am Patienten
- Gewissheit über die konkreten Todesumstände und damit über die Unabwendbarkeit dieses Todesfalles
- ggf. Entlastung von Selbstvorwürfen oder Schuldzuweisungen/Unterstützung bei der Trauerarbeit
- ggf. Informationen über familiäre Erkrankungsdispositionen/mögliche genetische Erkrankungen
- Sicherung relevanter Rechts- und Versorgungsansprüche; Haftpflichtklärung

Gesellschaft

- Qualitätsmanagement (Qualitätskontrolle und -sicherung der klinischen Diagnostik und Therapie)
- Validierung und Reliabilitätskontrolle der Todesursachen- und Krankheitsstatistiken sowie Krebsregister
- Feststellung und Überwachung umweltbedingter Erkrankungen
- Feststellung (un)bekannter Infektionskrankheiten bzw. Epidemien

Studierende

- Erwerb und Vertiefung anatomischer und pathologischer Kenntnisse
- Korrelation klinischer/funktioneller Symptome/Krankheitsbilder mit morphologischen Befunden
- Verständnis der Möglichkeiten und Grenzen medizinischer Diagnostik

Ärzteschaft und Krankenhausmanagement

- Qualitätskontrolle und -sicherung (Konkordanzscore prä- und postmortaler Diagnosen, Identifikation neuer Trends bei Diagnosediskrepanzen, Vergleich von Krankenhäusern)
- Information über die Qualität der medizinischen Betreuung und des perioperativen Managements (Vergleich von Krankenhäusern)
- ggf. Entlastung vom Vorwurf eines Behandlungsfehlers
- Evaluation neuer diagnostischer und therapeutischer Verfahren
- Entdeckung neuer Erkrankungen/ungewöhnlicher Krankheitsverläufe
- Erkennung unerwarteter Therapiekomplikationen
- unabdingbarer Bestandteil der Weiterbildung von Pathologen/Gerichtsmedizinern/chirurgisch tätigen Klinikern
- Selbstkontrolle der Pathologen (Vorbefunde); Qualitätsmanagement in der Pathologie

Der fachliche und öffentliche Diskurs über die Notwendigkeit/Nützlichkeit von Obduktionen ist bei genauer Betrachtung der Pro/Contra-Argumente getragen von individualistischer (Contra)- und sozialer (Pro)-Perspektive, wie dies der Aachener Medizinethiker Dominik Groß aufzeigte. So stehen sich Individualethik und Sozialethik gegenüber und es stellt sich die Frage, welcher der beiden Positionen politisch mehr oder weniger Gewicht zu geben ist. Auch präsentierte Groß eine eigene Studie, dass die Bevölkerung nicht grundsätzlich einer Obduktion ablehnend gegenübersteht. Rund 85 % der Befragten waren pro sectionem, aber nur knapp 65 % würden dies für eigene Angehörige unterstützen. Von 500 Hinterbliebenen unter den Befragten wurden allerdings nur 50 gefragt, ob sie einer Obduktion zustimmen würden.

Heutzutage sind aber auch die bestehenden Migrationsbewegungen zu berücksichtigen, die eine doch deutliche kulturelle Diversität mit sich bringen. Allein im Kapitel „Autopsie und Weltreligionen“ kommen die unterschiedlichen spirituellen Bedürfnisse im Vergleich zur Geltung. Der evangelische Theologe und Medizinethiker M. Coors trägt diesem Umstand insofern Rechnung, als er aufzeigt, dass unser alter essentialistische Kulturbegriff nicht mehr zeitgemäß ist. Wir können der kulturellen Diversität nicht mit einem polarisierenden Kulturbegriff begegnen, wo Kultur als ein System betrachtet wird, in dem sich deren Elemente zu einer geschlossenen, geographischen, ethnischen, religiösen oder regional verorteten Struktur zusammenfügen. Vielmehr soll ein konstruktivistischer Kulturbegriff berücksichtigt werden, bei welchem Kultur als ein System von Konzepten, Überzeugungen, Einstellungen und Werteorientierungen verstanden wird, bei welchen gesellschaftliche/politische Gruppen auf strukturelle Anforderungen reagieren. Bedeutsam ist ein zeitlich und räumlich dynamischer und damit flexibler Charakter von Kultur. Kultur ist ein Ergebnis einer dynamischen Anpassung gesellschaftlicher Veränderungsprozesse und damit ein dem Wandel unterliegendes Orientierungssystem, das Wahrnehmung, Werte sowie das Denken und Handeln von Menschen in sozialen, politischen und ökonomischen Kontexten definiert (Handschuck, Schröer 2002). Ein derartiger konstruktivistischer Kulturbegriff ist aber auch nicht unproblematisch, da er die Tradierung nur als Teilaspekt einstuft und von der individuellen Innensicht jener, die in einen Kulturkreis hineingeboren und aufgewachsen sind, als ignorant gegenüber der Wertetradition empfunden werden kann. Die Diskussionen werden wohl nicht uninteressant werden.

Jedenfalls kann man modernen Bedürfnissen einer kulturellen Diversität rechtlich am ehesten in einer Zustimmungslösung begegnen. Doch letztlich ist die Frage, welche der verschiedenen Strömungen sich im europäischen Diskurs durchsetzen wird.

Zu hoffen bleibt, dass bei aller Diskussion nicht vergessen wird, dass der Blick des Pathologen einem Weitwinkel mit Tiefenzoom gleicht. Foucaults Aphorismus „Erst durch die Obduktion tritt die Krankheit vom Dunkel des Lebens in das Licht des Todes“ beschrieb so trefflich die revolutionäre Bedeutung der Pathologie, in dem die Obduktion eine komplett neue Perspektive öffnete. Heutzutage ist es die molekulare Pathologie, die diese Stellung eingenommen hat, doch letztlich bleibt das „System Mensch“ nur in der ganzheitlichen Betrachtung verständlich. So ist der letzte Blick in das Innere ein individualhistorischer Abschluss und ermöglicht Rückschlüsse, die sonst im Verborgenen bleiben.

Anhang

Fotodokumentation einer Autopsie

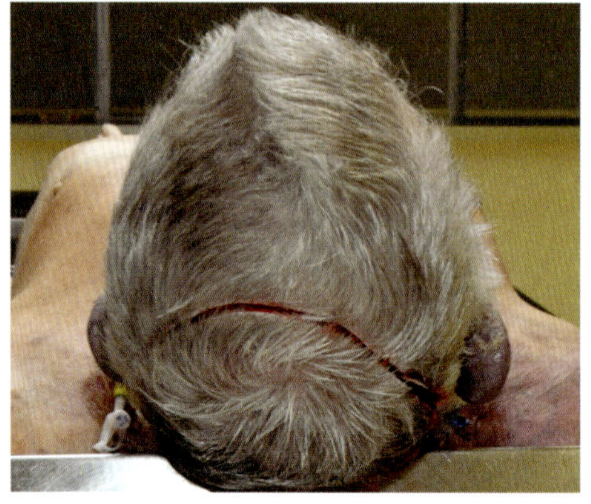

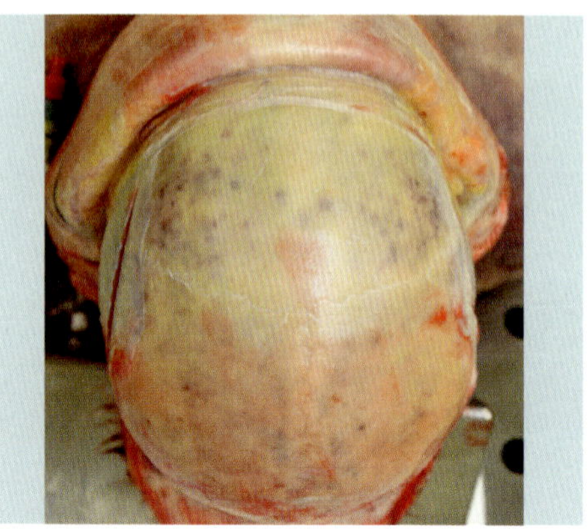

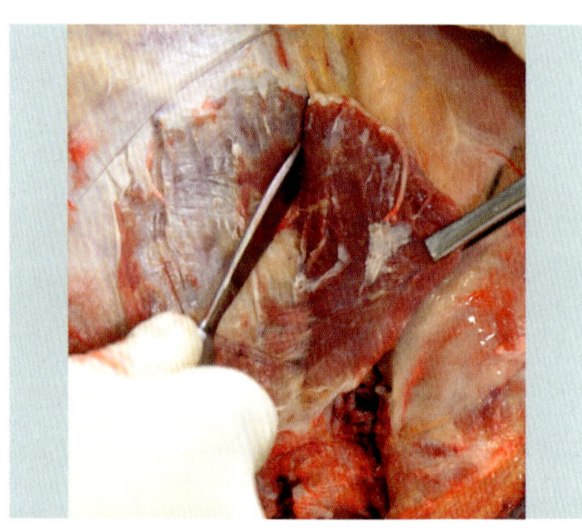

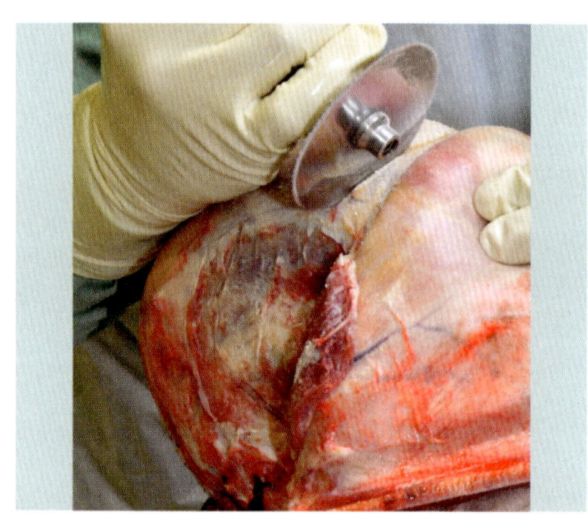

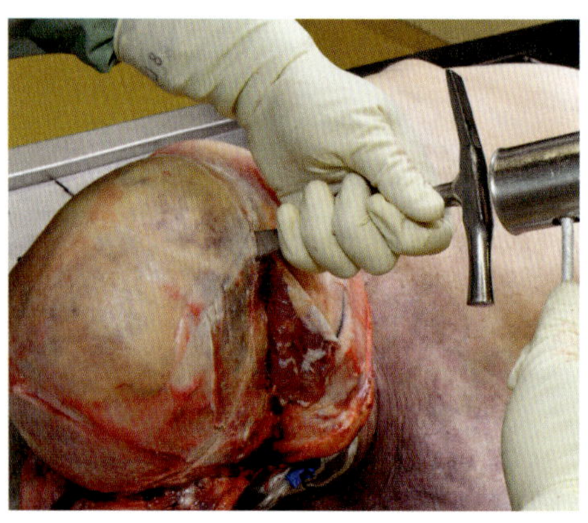

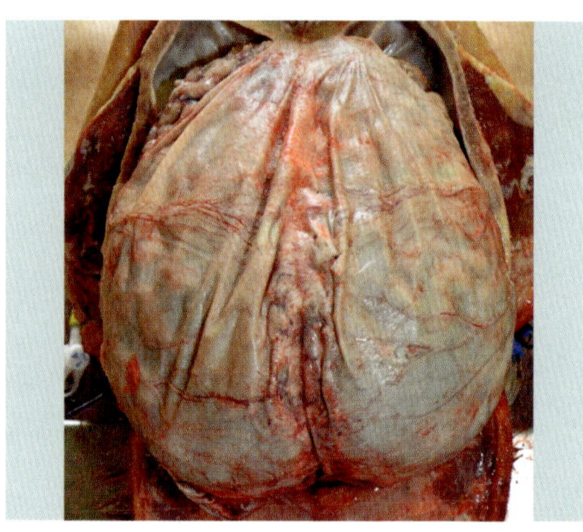

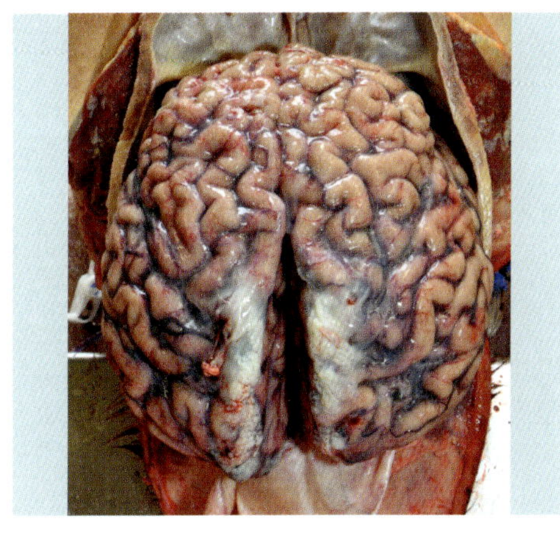
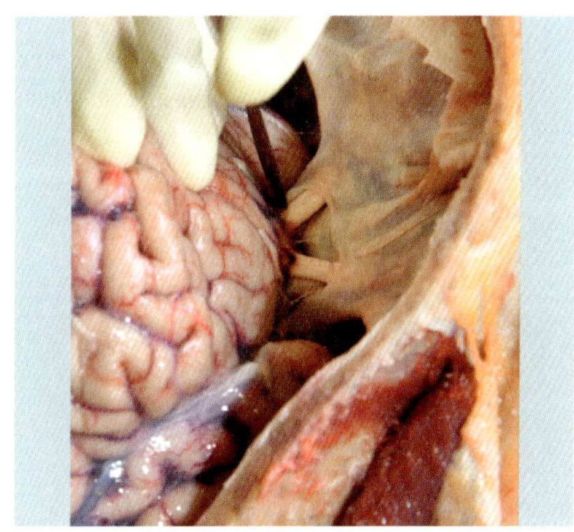
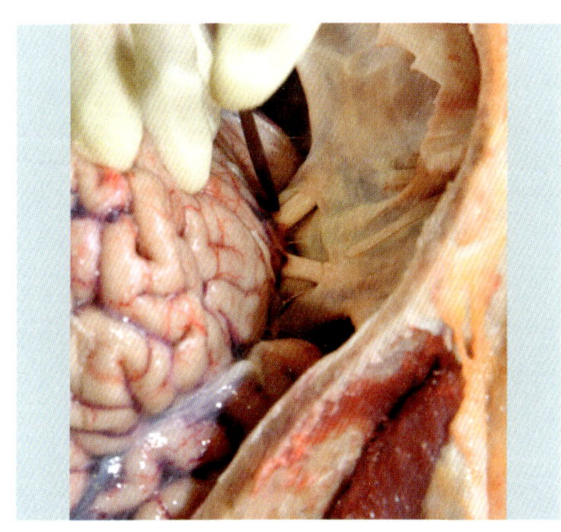
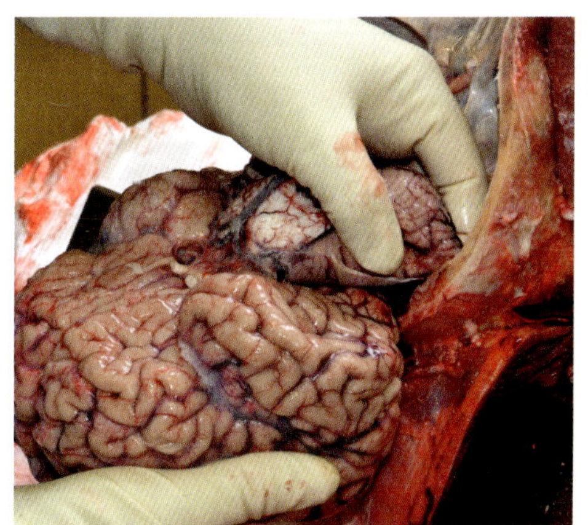
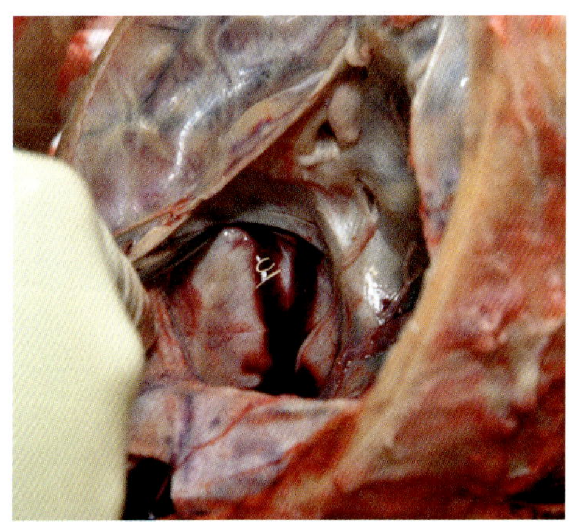
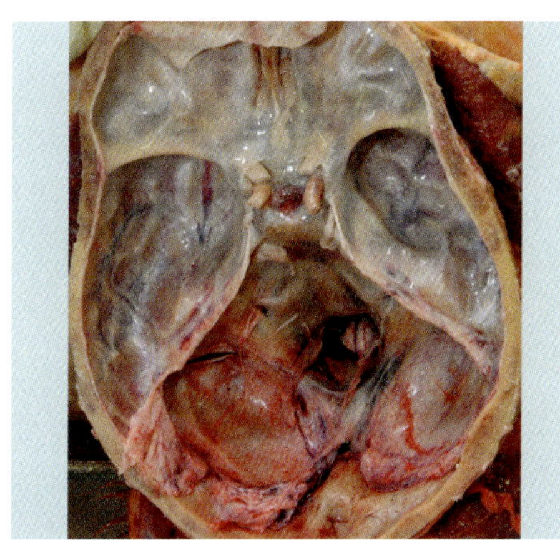

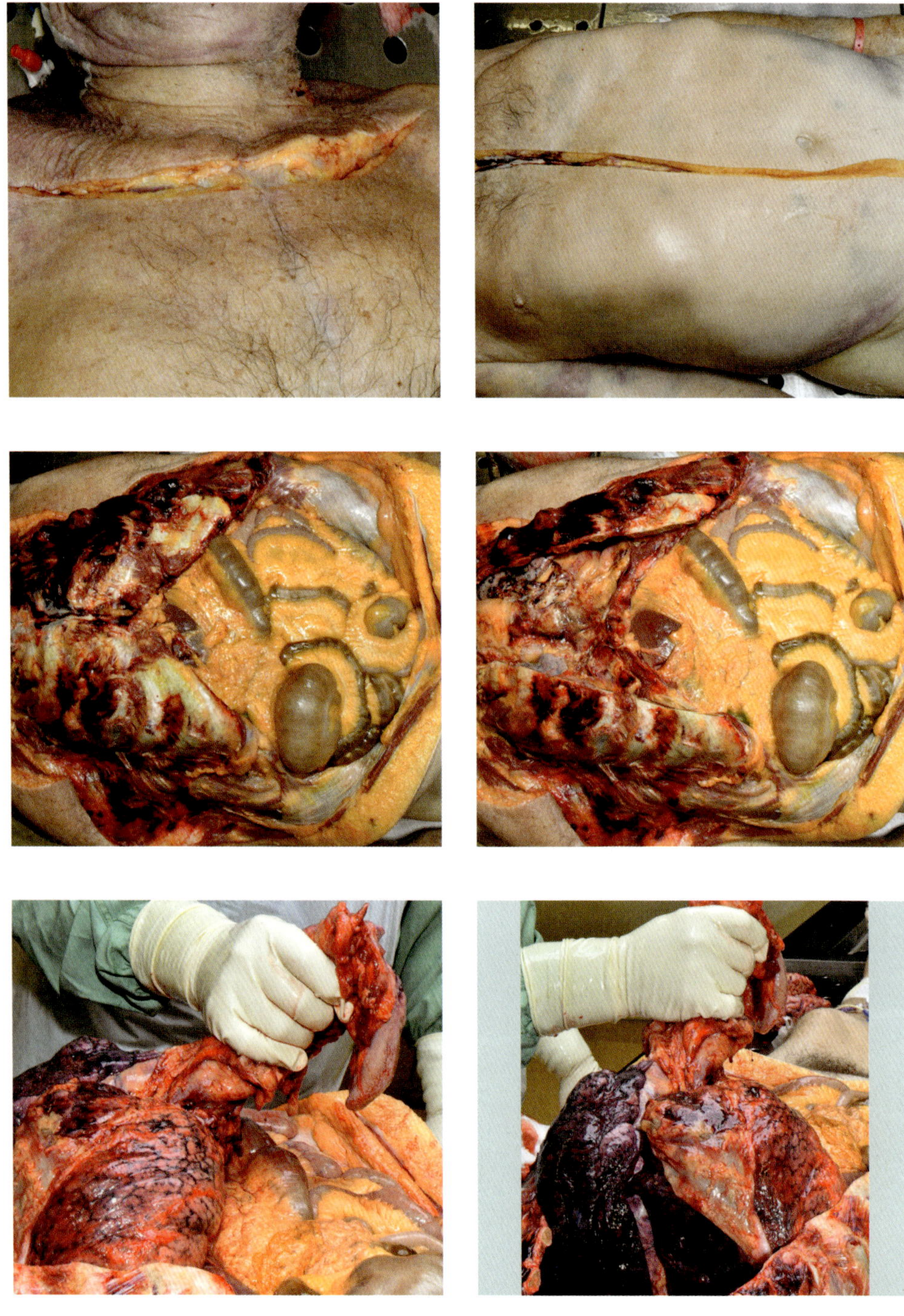

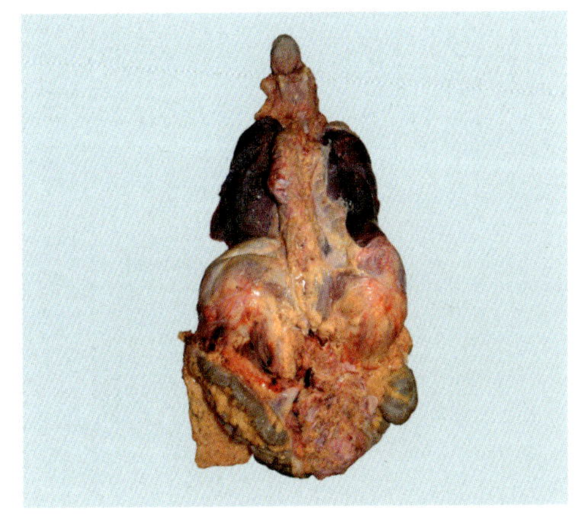

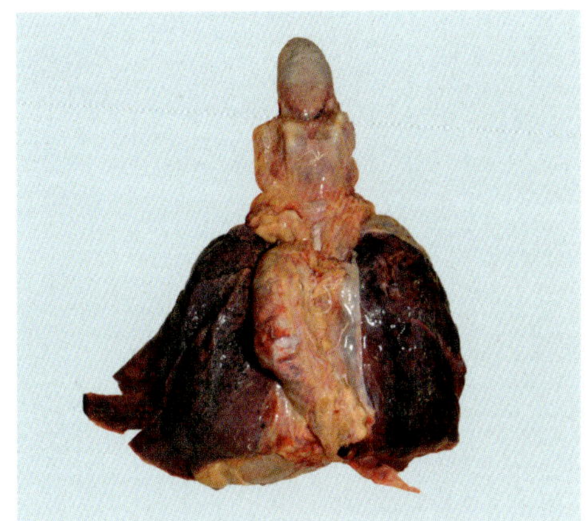

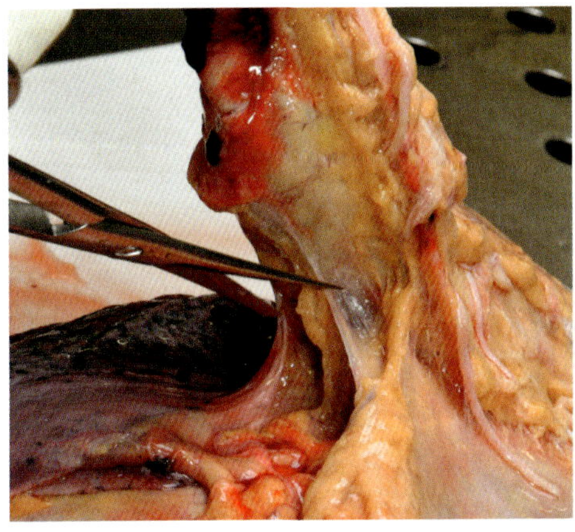

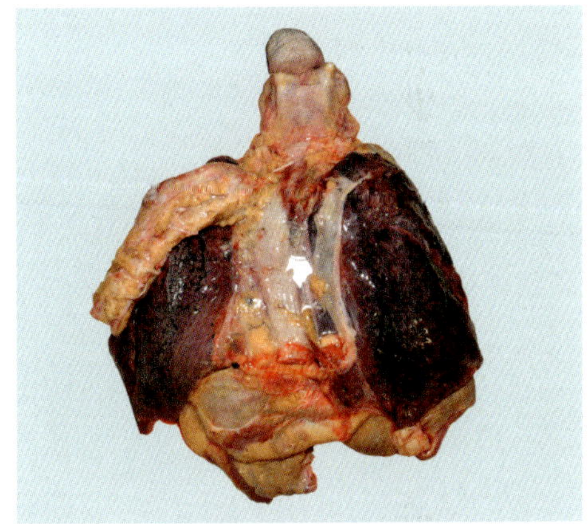

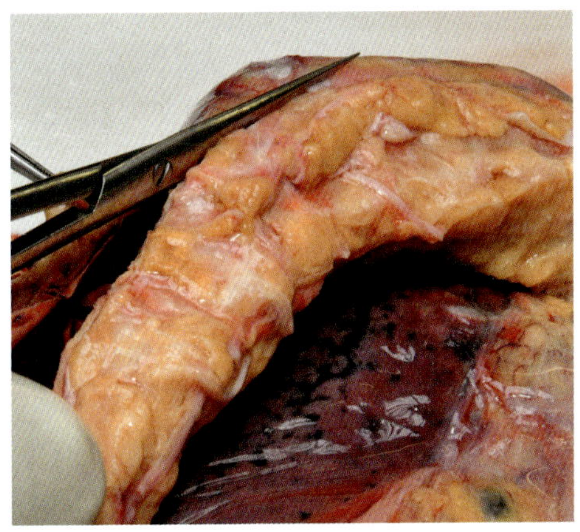

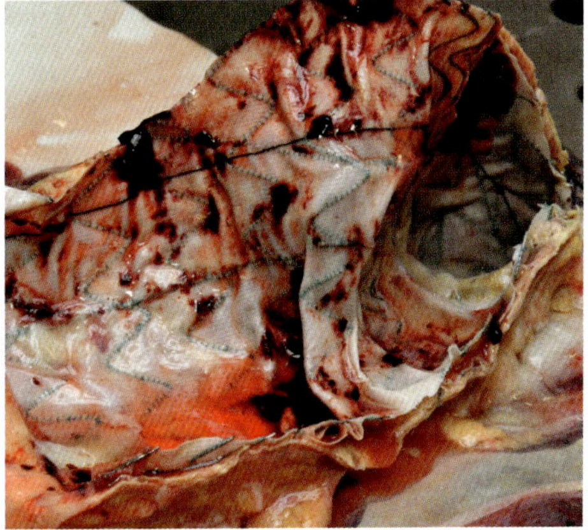

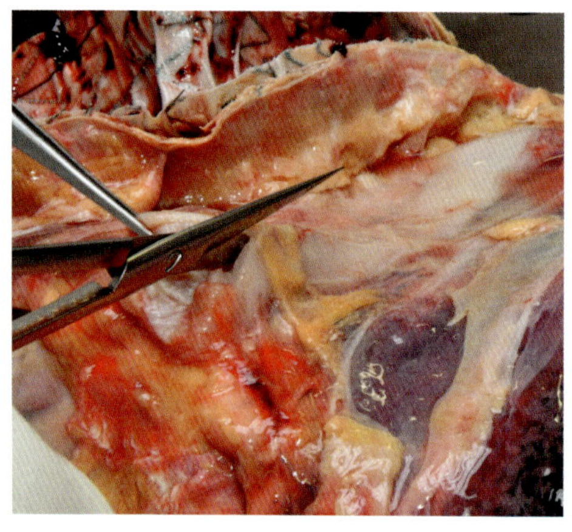

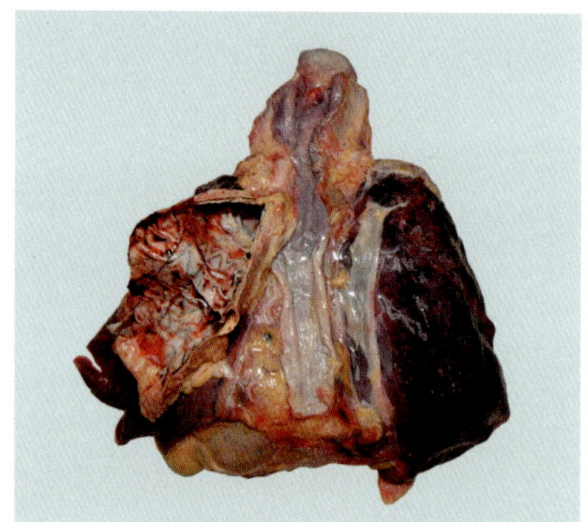

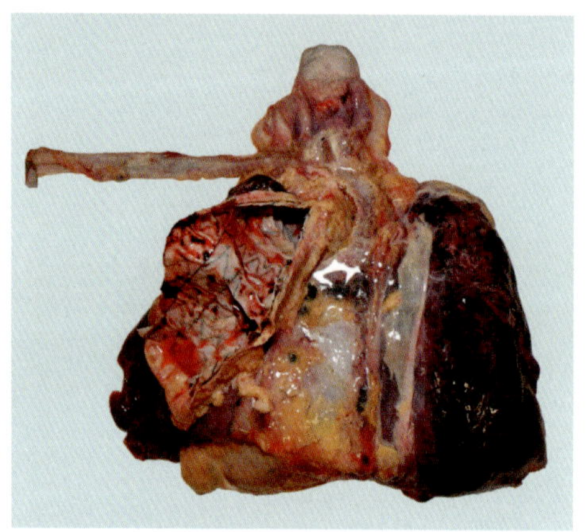

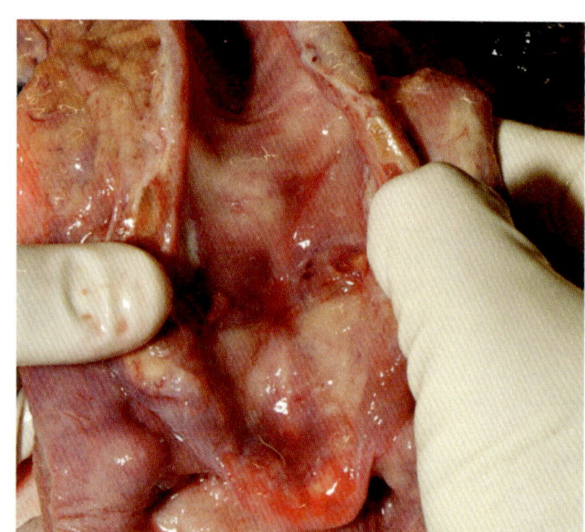

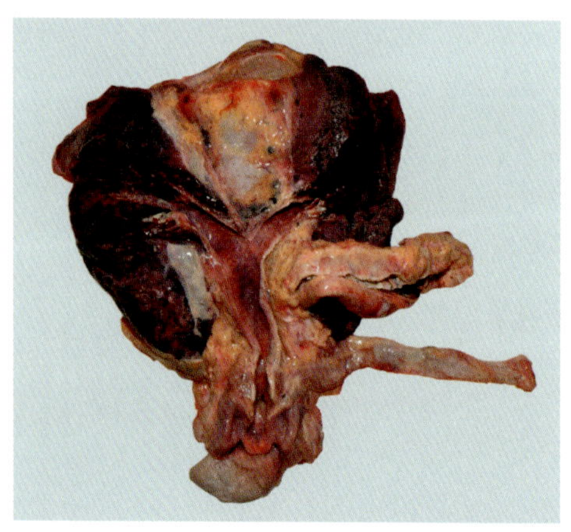

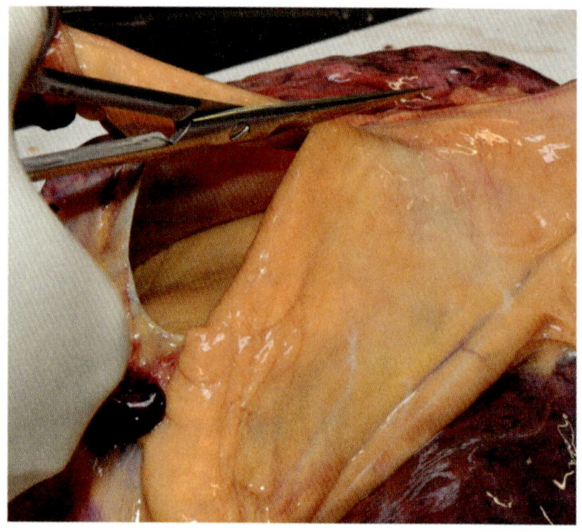

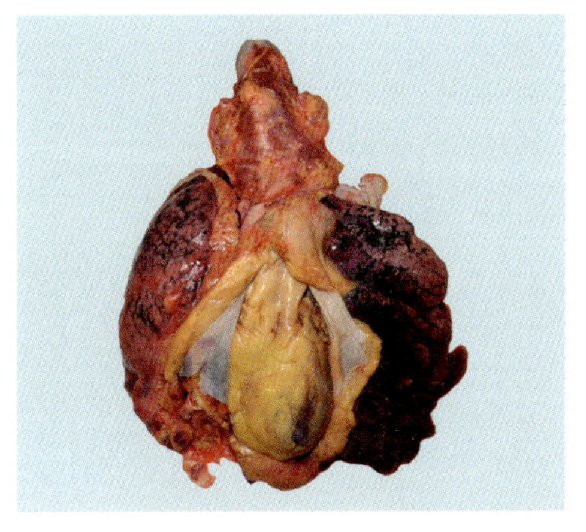

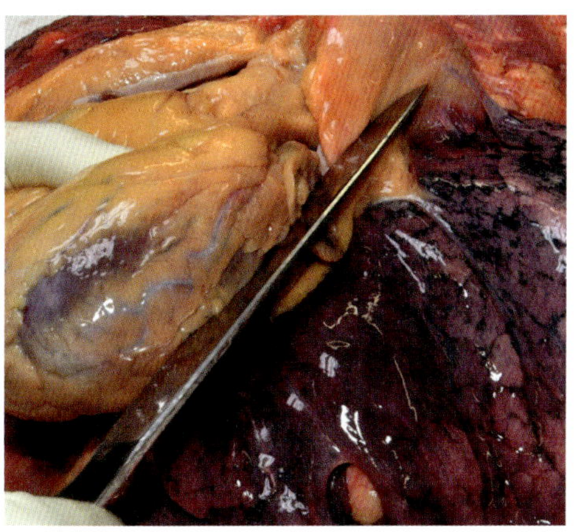

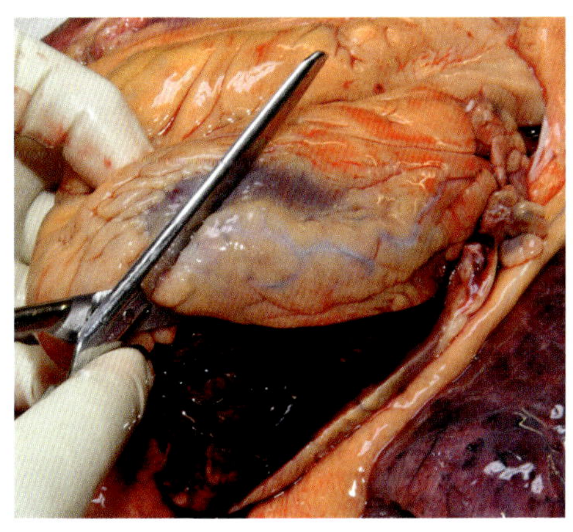

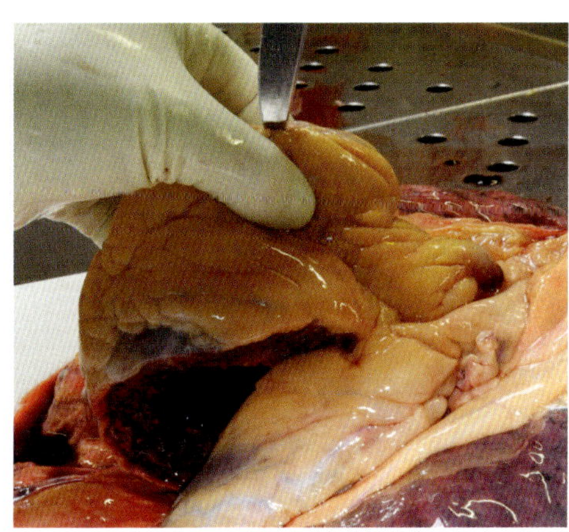

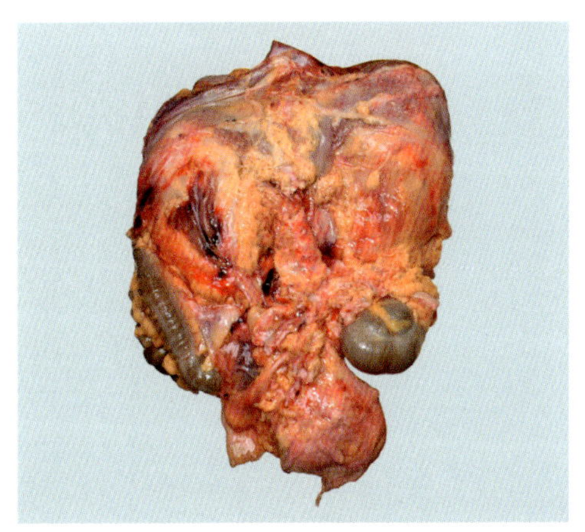

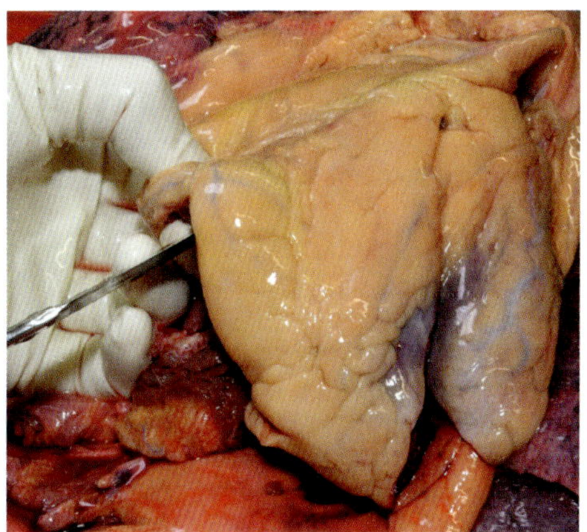

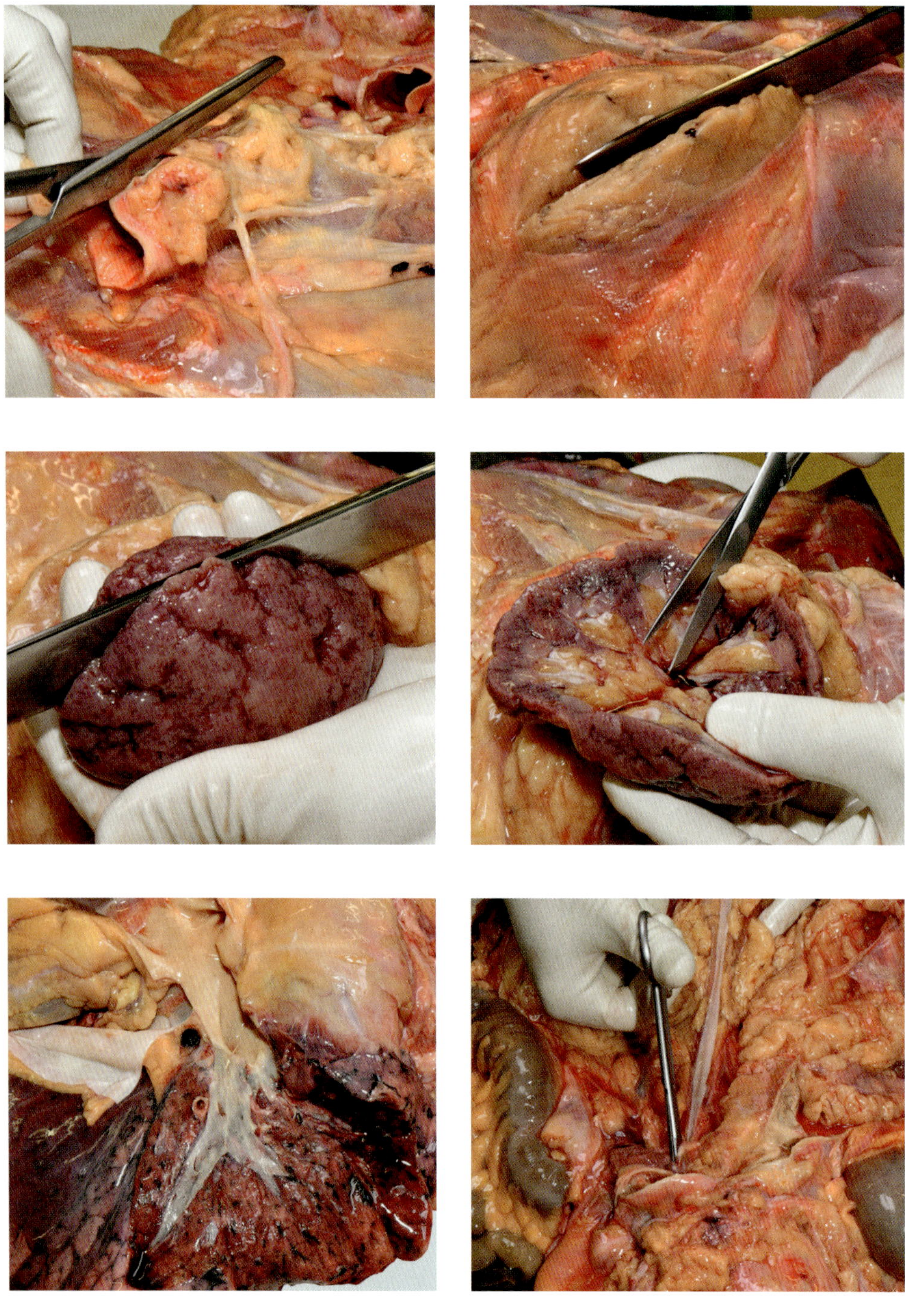

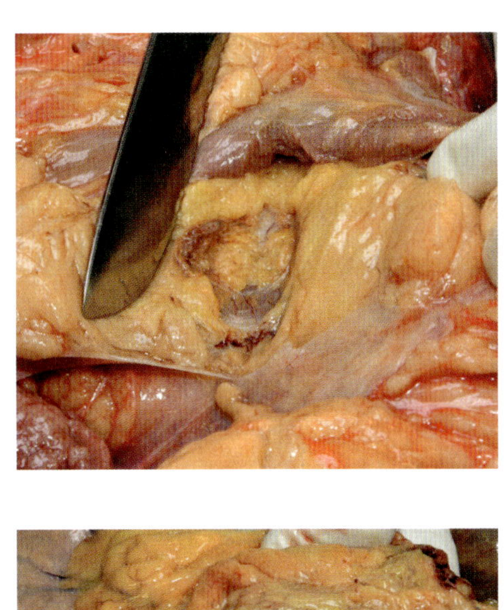
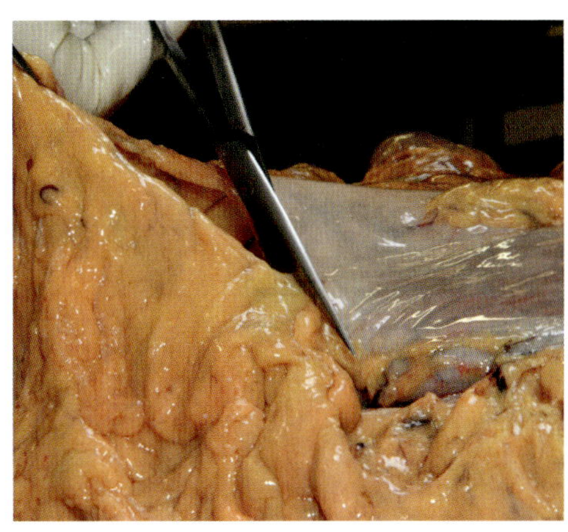
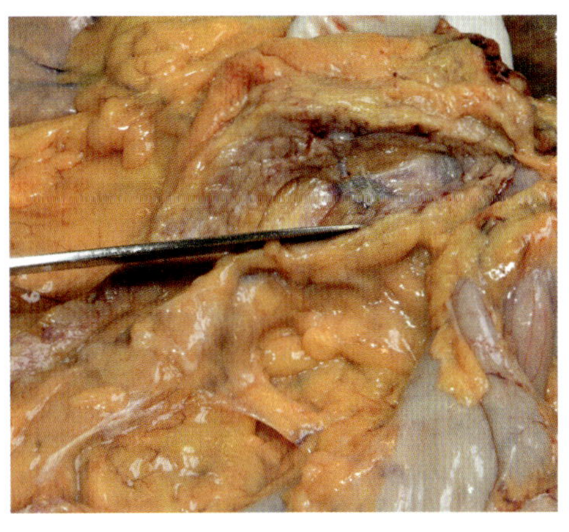
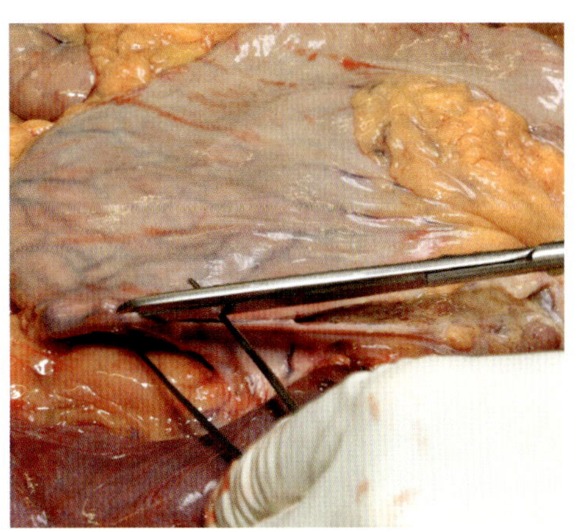
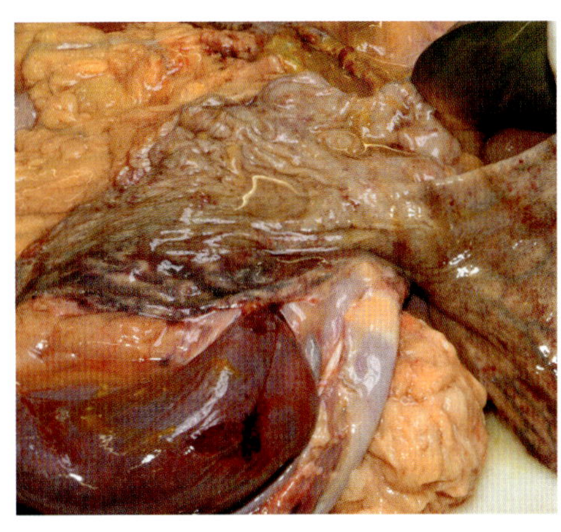
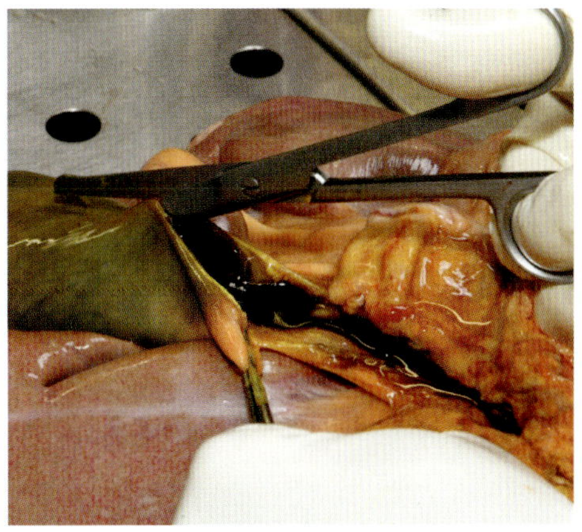

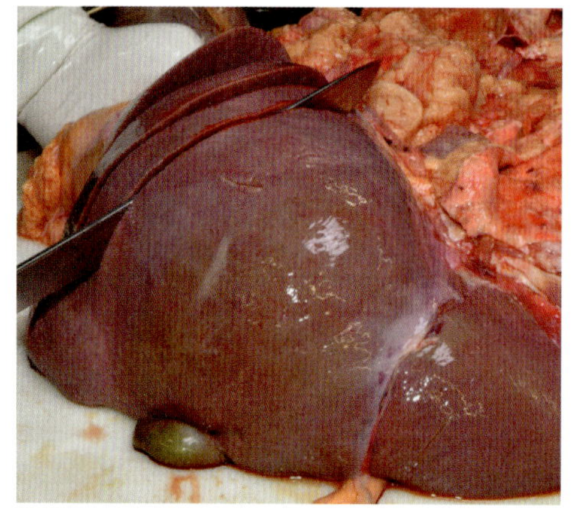
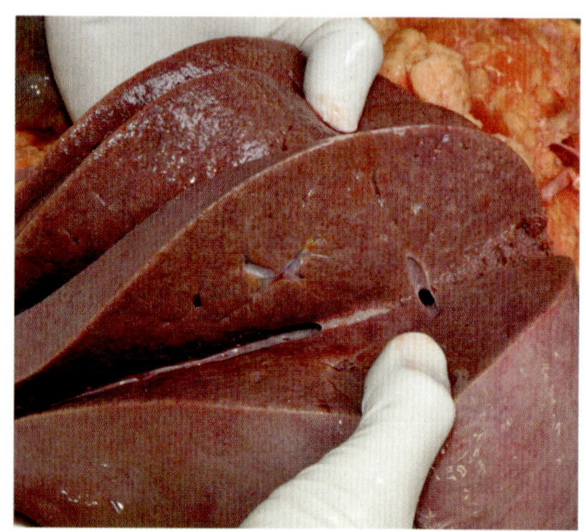
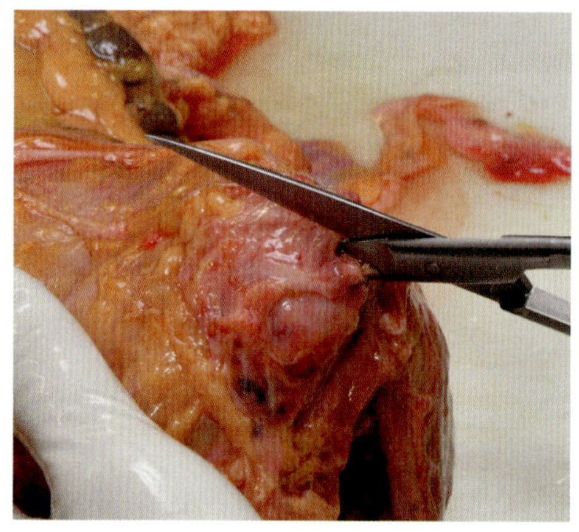
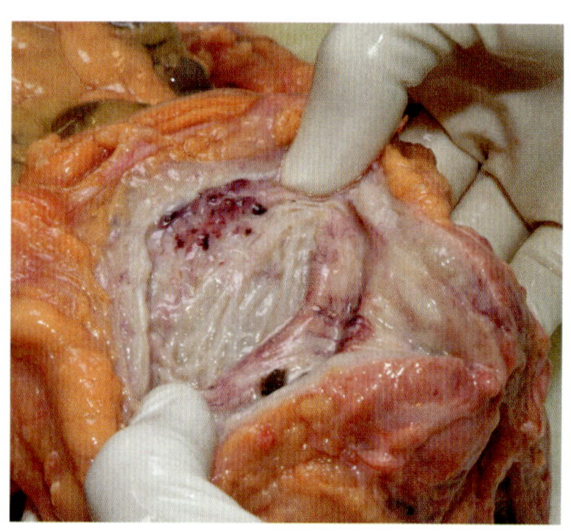
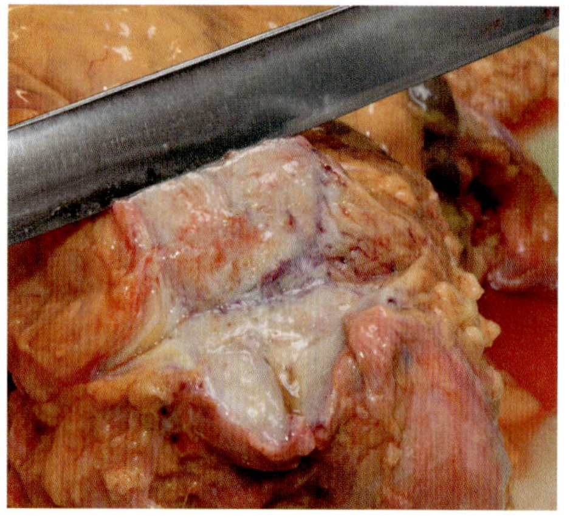
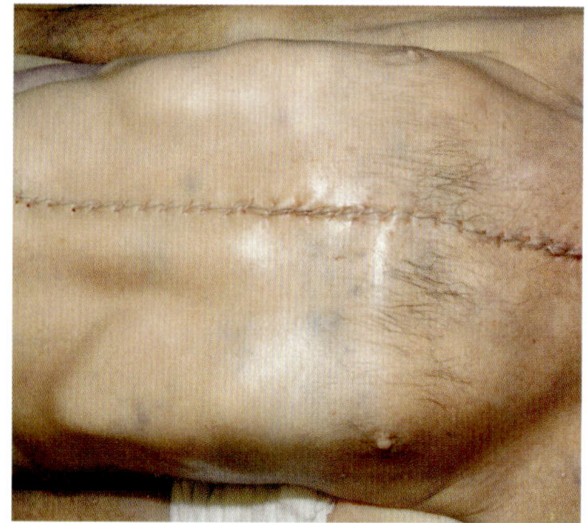

Anzeige des Todes

Anlage 2

ANZEIGE DES TODES*

Hinweis: grau hinterlegte Felder sind von der Behörde auszufüllen

Behörde	Zahl/Jahr
Familien-/Nachnamen	
Akademische Grade/Standesbezeichnungen	
Vornamen	
Sonstige Namen	
Geschlecht	Religionsbekenntnis (sofern freiwillig bekanntgegeben)
Letzter Wohnort	
Tag und Ort der Geburt	
Eintragung der Geburt (Behörde und Zahl)	
Staatsangehörigkeit	
Familienstand zur Zeit des Todes ☐ ledig ☐ verheiratet ☐ verwitwet ☐ geschieden ☐ Ehe aufgehoben ☐ Ehe für nichtig erklärt ☐ in aufrechter EP[3]) ☐ aufgelöste EP[3]) ☐ EP[3]) für nichtig erklärt ☐ hinterbliebener eingetragener Partner	
Tag, Monat, Jahr, Stunde und Minute, sowie Ort [1]) des Todes	
Letzte Eheschließung/letzte Eingetragene Partnerschaft sowie Behörde und Zahl	
Familien-/Nachnamen des hinterbliebenen Ehegatten oder eingetragenen Partners	
Akademische Grade/Standesbezeichnungen	
Vornamen	
Sonstige Namen	
Tag und Ort der Geburt	
Geschlecht	
Staatsangehörigkeit	

Anzeigende/r

Bezeichnung und Anschrift der Krankenanstalt bzw. Familien-/Nachnamen, Vornamen und Wohnort

(Datum und Unterschrift)

Todesbestätigung

Der Tod der bezeichneten Person wird bestätigt.

(Datum und Unterschrift des Arztes)[2])

[1]) Anschrift der Krankenanstalt oder der Wohnung, in der der Tod eingetreten ist; sonst möglichst genaue Bezeichnung des Todesortes.

[2]) Zur Ausstellung der Todesbestätigung ist der Arzt verpflichtet, der die Totenbeschau vorgenommen hat. Die Bestätigung ist nicht erforderlich, wenn der Tod vom Leiter einer Krankenanstalt angezeigt wird.

[3]) Eingetragene Partnerschaft.

***Hinweis: Nur zu verwenden wenn eine Übermittlung nach § 28 Abs. 1 erster Satz PStG 2013, BGBl. I Nr. 16/2013, nicht möglich ist.**

Anlage 2a

Behörde	Statistik-Code: _____ _____ _____ _____ _____ / _____ _____ _____ _____ / _____ _____ _____ _____ _____ Code der zuständigen Standesamtsgemeinde / Jahr der Eintragung ins ZPR / eindeutige Laufnummer pro Behörde und Kalenderjahr

Hinweise: Die folgenden Angaben zur Person (Name, Geburtsdatum, Todeszeitpunkt und –ort) sind hier nur dann einzutragen, wenn sie nicht schon auf der Vorderseite eingetragen wurden. Grau hinterlegte Felder sind von der Personenstandsbehörde auszufüllen;

Familienname/Nachname (unterstreichen), Vorname:	Tag, Monat, Jahr, Stunde und Minute sowie Ort [1] des Todes:
Tag, Monat und Jahr der Geburt:	1) Name und Anschrift der Krankenanstalt/des Heimes oder Anschrift der Wohnung, in der der Tod eingetreten ist, sonst möglichst genaue Bezeichnung des Todesortes.

TODESURSACHE

Die Todesursache, die Vornahme einer Obduktion sowie Angaben zur Müttersterblichkeit sind vom Leiter der Krankenanstalt, in der der Tod eingetreten ist, sonst vom Arzt, der die Totenbeschau vorgenommen hat, nach Maßgabe der technischen Möglichkeiten in elektronisch verarbeiteter und verschlüsselter Form an die Bundesanstalt Statistik Österreich im Wege des ZPR zu übermitteln. Liegen die technischen Voraussetzungen dafür nicht vor, muss die Anzeige in Papierform der Personenstandsbehörde am Ort des Todes übermittelt werden (§ 28 Abs. 5 PStG 2013).

	Bitte mit Maschine oder in gut lesbarer Schrift ausfüllen bzw. Zutreffendes ankreuzen!	Todesursache oder Kausalkette der Todesursachen in deutscher wissenschaftlicher Bezeichnung; Abkürzungen bitte vermeiden.	Ungefähre Zeitdauer zw. Beginn der Erkrankung und Tod, falls bekannt
1.	Die **unmittelbar** zum Tod führende Krankheit, Verletzung oder Komplikation (nicht die Art des Todeseintritts wie z.B. Herz-Kreislaufversagen oder Atemstillstand	a)	
	vorausgegangene Ursachen, falls vorhanden: Krankheitszustände, welche zu der unter a) angeführten unmittelbaren Ursache geführt haben, mit der zugrunde liegenden Todesursache	bedingt durch (Folge von): b)	
	Beispiele für eine Kausalkette *a) Ösophagusvarizenblutung (= unmittelbare Todesursache)*	bedingt durch (Folge von): c)	
	b) portale Hypertonie *c) alkohol. Leberzirrhose **(= Grundleiden)*** *d) ————*	bedingt durch (Folge von): d)	
	Falls der Krankheitsverlauf nur durch **ein** Geschehen bestimmt ist, reicht der Eintrag in Zeile a) aus.	Das Grundleiden soll in der untersten **ausgefüllten** Zeile stehen!	
2.	Andere wesentliche Krankheitszustände, die zum Tode beigetragen haben, ohne mit der Krankheit selbst oder mit dem verursachenden Zustand im Zusammenhang zu stehen *Beispiele: Diabetes mellitus, Bluthochdruck*		
3.	**Bei gewaltsamen Todesfällen** (Unfall, Selbstmord, Mord etc.) Einzelheiten über Art, Weise sowie Ursache des gewaltsamen Todes *Beispiele: Suizid durch Erhängen, Fahrradfahrer von PKW angefahren*		

4. Wurde eine **Obduktion** durchgeführt? ☐ klinisch ☐ sanitätsbehördlich ☐ gerichtlich ☐ nein
Ist das Ergebnis in die Bescheinigung eingeflossen? ☐ ja ☐ nein

5. **Bei Frauen:** Lag zum Todeszeitpunkt eine **Schwangerschaft** vor? ☐ ja ☐ nein ☐ unbekannt
Erfolgte eine **Entbindung**, eine **Interruptio** oder ein **Abort** ...
.... innerhalb der letzten sechs Wochen vor dem Tod? ☐ ja ☐ nein ☐ unbekannt
.... zwischen sechs Wochen und einem Jahr vor dem Tod? ☐ ja ☐ nein ☐ unbekannt

Stampiglie der Krankenanstalt bzw. des Beschauarztes, Datum, Unterschrift des Beschauarztes

Anlage 2

Todesbescheinigung

§ 7 NÖ Bestattungsgesetz 2007

TODESBESCHEINIGUNG [1)]

Gemeinde [2)]
Familienname(unterstrichen) ,Vorname, ggf. akadem. Grad [3)]
Geschlecht
Letzte Wohnanschrift [4)]
Religionszugehörigkeit [5)]
Geburtsdatum und Ort der Geburt[6)]
Tag, Monat, Jahr, Stunde und Minute sowie Ort des Todes oder der Auffindung[7)] 1
Ort und Zeit der Totenbeschau
Name und Anschrift des Totenbeschauers/der Totenbeschauerin
Anordnung besonderer sanitärer Maßnahmen (zB betreffend Einsargung, Aufbahrung, Bestattung, Überführung, Infektionen) [8)]
Medizinisches Implantat [9)] ☐ ja welches: ☐ nein ☐ nicht feststellbar
Aufgrund der Ergebnisse der Totenbeschau / der Freigabe durch das Gericht bzw. Bezirksverwaltungsbehörde kann die Leiche bestattet werden [10)]

....

Datum Unterschrift des Totenbeschauers/der Totenbeschauerin

Formular 1
§ 7 NÖ Bestattungsgesetz 2007
Rückseite

[1] 3-fache Ausfertigung
- für die Gemeinde, in der sich der Todesfall ereignet hat oder in der die Leiche aufgefunden wurde
- für den Betreiber der Bestattungsanlage
- im Fall einer Überführung für die Gemeinde, in der die Bestattung erfolgen soll

[2] Gemeinde, in der sich der Todesfall ereignet hat oder in der die Leiche aufgefunden wurde

[3] soweit bekannt

[4] soweit bekannt

[5] soweit bekannt

[6] soweit bekannt

[7] soweit bekannt

[8] nötigenfalls vom Totenbeschauer bzw. der Totenbeschauerin anzuordnen

[9] soweit bekannt

[10] nicht zutreffendes streichen

Ausgewählte Literatur

Bücher

Bernat, E. (2010). Medizinische Eingriffe in den Leichnam. Die österreichische Rechtslage. In H. Knoblauch, A. Esser, D. Groß, B. Tag und A. Kahl (Hrsg.), *Der Tod, der tote Körper und die klinische Sektion* (Sozialwissenschaftliche Abhandlungen der Görres-Gesellschaft Bd. 28). Berlin: Duncker & Humblot.

Bundesverband Deutscher Pathologen u. a. (2017). *S1-Leitlinie zur Durchführung von Obduktionen in der Pathologie des Bundesverbandes Deutscher Pathologen e. V. © und der Deutschen Gesellschaft für Pathologie e. V. ©, 3. Auflage.*

Dirnhofer, R. und Schick, P. J. (2016). *Bildgebung in der Rechtsmedizin: Der gläserne Körper als Beweismittel.* Wien: NWV Verlag.

Dirnhofer, R., Schick, P. J. und Ranner, G. (2010). *Virtopsy: Gerichtsmedizinische Vorstellung und prozessrechtliche Diskussion einer neuen wissenschaftlichen Autopsiemethode* (Schriftenreihe Recht der Medizin RdM). Wien: Manz Verlag.

Feyrter, F. (1949). Über die Anzeigepflicht des Prosektors wegen ärztlichen Verschuldens. Wien: maudrich.

Fuchs, H. (2008). Österreichisches Strafrecht, Allgemeiner Teil I. Wien: Springer.

Grassberger, M. und Schmid, H. (2009). *Todesermittlung. Befundaufnahme und Spurensicherung.* Wien: Springer.

Habermas, J. (1981). *Theorie des kommunikativen Handelns.* Frankfurt a. M.: Suhrkamp.

Hinterhofer, H. (2005). *Strafrecht, Besonderer Teil II.* Wien: facultas.

Hochmeister, M., Grassberger, M. und Stimpfl, T. (2007). *Forensische Medizin für Studium und Praxis.* Wien: maudrich.

Kletečka-Pulker, M. (2010). Schweige-, Anzeige- und Meldepflichten. In G. Aigner, A. Kletečka, M. Kletečka-Pulker und M. Memmer (Hrsg.), *Handbuch Medizinrecht für die Praxis.* Wien: Manz.

Körtner, U., Kopetzki, C., Kletečka-Pulker, M. und Inthorn, J. (2009). *Studie über die rechtlichen, ethischen und faktischen Erfahrungen nach In-Kraft-Treten des Patientenverfügungs-Gesetzes (PatVG).* Wien: Bundesministerium für Gesundheit.

Laves, W. und Berg, S. (1965). *Agonie. Physiologisch-chemische Untersuchungen bei gewaltsamen Todesarten.* Lübeck: Schmidt-Römhild.

Madea, B. (2014). *Die Ärztliche Leichenschau.* Heidelberg: Springer.

Madea, B. und Brinkmann, B. (2003). *Handbuch gerichtliche Medizin* (Bd. 1 und 2). Heidelberg: Springer.

Madea, B., Dettmeyer, R. B. und Mußhoff, F. (2007). *Basiswissen Rechtsmedizin.* Heidelberg: Springer.

Mayer, E. (2010). *Der Umgang mit der Leiche.* Dissertation der Rechtswissenschaften, Universität Wien.

Rückert, S. (2000). *Tote haben keine Lobby. Die Dunkelziffer der vertuschten Morde.* Hamburg: Hoffmann & Campe.

Saternus, K. S. und Madea, B. (2007). *Gerichtliche Obduktion. Umgang mit dem toten Menschen und Obduktionstechnik.* Lübeck: Schmidt-Römhild.

Sedivy, R. (2007). *Der Detektiv mit dem Mikroskop.* Wien: Ueberreuter.

Sedivy, R. (2012). *Autopsie und Rechtspflege.* München: Grin.

Splisgardt, M. (2007). *Widerrechtlichkeit von klinischen Obduktionen.* Basel: Helbing Lichtenhahn.

Tag, B., Mausbach, J. und Moch, H. (2013). *Autopsie und Religion. Die Sektion aus medizinischer, ethischer und religiöser Sicht.* Weimar: VDG Verlag und Datenbank für Geisteswissenschaften.

Thali, M. J. (2009). History of virtopsy: How it all began. In M. J. Thali, R. Dirnhofer und P. Vock (Hrsg.), *The virtopsy approach. 3D optical and radiological scanning and reconstruction in forensic medicine* (S. 11). Boca Raton: CRC Press.

Tünnesen, B. (2008). *Criminal poisoning I: Autopsien und post-mortale Untersuchungen in Deutschland, Österreich und der Schweiz.* München: Grin.

Vorstand der dt. Bundesärztekammer (2005). *Stellungnahme zur Autopsie.*

Journalartikel (Periodika)

Adhiyaman, V., Adhiyaman, S. und Sundaram, R. (2007). The Lazarus phenomenon. *Journal of the Royal Society of Medicine*, 100: 552–557.

Friemann, J. (2010). Klinische Obduktionen. Praktisches Vorgehen, rechtliche Grundlagen und ethische Überlegungen. *Der Pathologe, 31*, 256–267.

Gleich, S., Schweitzer, S. und Viehöver, S. (2016). Gravierende Fehler bei der Leichenschau. *MMW, 158*(11), 49–52.

Handschuck, S. und Schröer, H. (2002). Interkulturelle Orientierung und Öffnung von Organisationen. *„neue praxis" 5*, 511–521.

Herff, H., Loosen, S.-J., Paal, P., Mitterlechner, T., Rabl, W. und Wenzel, V. (2010). Restrisiko Lazarus-Phänomen. *Ärzte Woche*, 27.

Herff, H., Loosen, S.-J., Paal, P., Mitterlechner, T., Rabl, W. und Wenzel, V. (2010). Falsch-positive Todesfeststellungen. *Der Anaesthesist*, 59: 342–346.

Kämäräinen, A., Virkkunen, I., Holopainen, L., Erkkilä, E. P., Yli-Hankala, A. und Tenhunen, J. (2007). Spontaneous defibrillation after cessation of resuscitation in out-of-hospital cardiac arrest: A case of Lazarus phenomenon. *Resuscitation*, 75(3): 543–546.

Krauskopf, B. (2011). Tot- und Fehlgeburten im Leichen- und Bestattungsrecht. *Recht der Medizin, 2011*(1), 10–16.

Leitner, B. (2009). Todesursachenstatistik und Obduktionen. *Österreichische Ärztezeitung, 9*, 42–58.

Regal, W. und Nanut, M. (2007). Das Stilett gegen den Scheintod (Narrenturm 118). *Ärzte Woche, 2007*(44).

Riepert, T. (2010). Zur Rechtsmedizin und ihren Berührungspunkten mit der Pathologie. *Der Pathologe, 31*, 248–255.

Rodewald, A. K., Bode, P., Cathomas, G. und Moch, H. (2017). Klinische Obduktionen in der Schweiz. *Der Pathologe, 38*, 416–421.

Sedivy, R. (2015). Der Blick des Pathologen. Tot der Klink. 50 Jahre nach Michel Foucaults Buch „Geburt der Klink". *Hohe Luft Nr. 4*, 49–51.

Tag, B. (2011). Obduktionen in der Schweiz, Deutschland und Österreich. Rechtliche und rechtstatsächliche Untersuchungen. *Der Pathologe, 32* (Suppl. 2), 277–281.

Wiese, C. H. R., Bartels, U. E., Orso, S. und Graf, B. M. (2010). Lazarus-Phänomen. *Der Anästhesist* 59, 333–341.

Wittekind, C. und Gradistanc, T. (2004). Das älteste Werkzeug der Qualitätssicherung – die Obduktion – stirbt aus? *Z. Ärztl. Fortbild. Qualitätssich. 98*, 715–720.

Elektronische Medien

Bundesärztekammer. (2005). Stellungnahme zur „Autopsie": Langfassung. https://www.bundesaerztekammer.de/fileadmin/user_upload/downloads/AutLang.pdf. Zugegriffen: 03.09.2019.

Das österreichische Leichen- und Bestattungsrecht im Lichte der EMRK. Dissertationsvorhaben Öffentliches Recht, Universität Wien. S. Barton; Betreuer W. Wessely. https://ssc-rechtswissenschaften.univie.ac.at/fileadmin/user_upload/s_rechtswissenschaft/Doktoratsstudium_PhD/Expose1/Oeffentliches_Recht/Das_oesterreichische_Leichen-_und_Bestattungsrecht_im Lichte_der_EMRK.pdf. Zugegriffen: 21.10.2019

Gesundheit Österreich. (2013). Empfehlungen zur Durchführung der Hirntoddiagnostik bei einer geplanten Organentnahme. http://www.austrotransplant.at/download/Empfehlungen_Hirntoddiagnostik.pdf. Zugegriffen: 03.08.2019.

Körperspende in Wien. https://anatomieundzellbiologie.meduniwien.ac.at/allgemeine-informationen/koerperspende/. Zugegriffen: 10.09.2019.

Österr. Gesellschaft f. Gerichtliche Medizin (ÖGGM). (2017). Empfehlungen der ÖGGM zur Obduktion von Angehörigen verschiedener Glaubensgemeinschaften. https://oeggm.com/service/richtlinien/Religionen_und_Obduktion-ÖGGM-Neufassung2017.pdf. Zugegriffen: 10.09.2019.

Weniger Obduktionen: Mehr Morde unerkannt. (2011). http://oe1.orf.at/artikel/285695. Zugegriffen: 10.09.2019.

Wittekind, C. und Friemann, J. (2017). S1-Leitlinie zur Durchführung von Obduktionen in der Pathologie des Bundesverbandes Deutscher Pathologen e.V. © und der Deutschen Gesellschaft für Pathologie e.V. © (3. Aufl.). https://www.pathologie.de/?eID=downloadtool&uid=1667. Zugegriffen: 03.09.2019.

Vorträge

Coors, M. Leichenöffnung für wissenschaftliche Zwecke im interkulturellen Vergleich. Vortrag im Rahmen der Tagung „Leichenöffnung für wissenschaftliche Zwecke", Wien 19.11.2019.

Groß, D. Leichenöffnung für wissenschaftliche Zwecke aus medizinethischer Sicht. Vortrag im Rahmen der Tagung „Leichenöffnung für wissenschaftliche Zwecke", Wien 19.11.2019.

Stichwortverzeichnis

Zum Autor

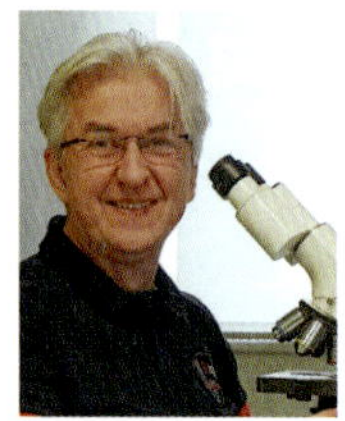

Univ. Prof. Dr. Roland Sedivy, MLS

Geb. 1963 in Wien. Pathologe der Vinzenz-Gruppe Wien, Master für Medizinrecht, Lebens- und Sozialberater. Lehrbeauftragter der Sigmund Freud Universität Wien. Dozent an der Donauuniversität Krems. Sach- und Lehrbuchautor.

Nach der Ausbildung und Habilitation an der Medizinischen Universität Wien 10 Jahre Chefpathologe in St. Pölten, 8 Jahre Vorstand der Allg. Pathologie und Oralpathologie an der DPU Krems, danach Auslandstätigkeiten in Bern und Münsterlingen am Bodensee u. a. als Chefarzt-Stellvertreter. Ehemals Lektor an der TU-Wien (Medizinische Informatik). Autor zahlreicher wissenschaftlicher Artikel im Bereich Pathologie, Fraktale Analyse und Chaostheorie sowie Medizingeschichte.